DES

PARALYSIES DU LARYNX

PAR

Georges POYET,

Docteur en médecine de la Faculté de Paris.
Interne en médecine et en chirurgie des hôpitaux de Paris,
Médaille de bronze de l'Assistance publique,
Chef de la clinique laryngoscopique du Dʳ Ch. Fauvel.

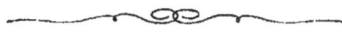

PARIS

V. A. DELAHAYE ET Cᵉ, LIBRAIRES-ÉDITEURS,

PLACE DE L'ÉCOLE-DE-MÉDECINE.

—

1877

DES

PARALYSIES DU LARYNX

DES

PARALYSIES DU LARYNX

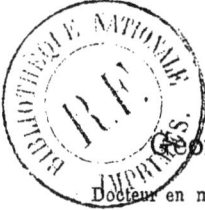

PAR

Georges POYET,

Docteur en médecine de la Faculté de Paris.
Interne en médecine et en chirurgie des hôpitaux de Paris,
Médaille de bronze de l'Assistance publique,
Chef de la clinique laryngoscopique du Dʳ Ch. Fauvel.

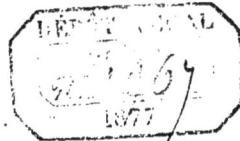

PARIS

V. A. DELAHAYE ET Cᵉ, LIBRAIRES-ÉDITEURS,

PLACE DE L'ÉCOLE-DE-MÉDECINE.

—

1877

DES

PARALYSIES DU LARYNX

INTRODUCTION.

Ayant eu occasion pendant huit années de voir et de réunir soit à la clinique, soit dans la clientèle de notre maître, le D^r Ch. Fauvel un grand nombre de faits de paralysies partielles ou totales du larynx, il nous a paru intéressant de faire de cette affection une étude aussi complète que possible, basée surtout sur les observations que nous avons recueillies.

Les observations de paralysies du larynx ne manquent pas dans la science, mais il ne faut pas oublier que ce n'est que depuis 1859 seulement, que le diagnostic de paralysie laryngée a pu être porté avec la certitude que seule, la vue peut donner. Aussi, à part quelques thèses inaugurales (1) et quelques travaux très-courts publiés,

(1) Lagarde. Aphonie nerveuse, 1865.— Tissot des paralysies du larynx, 1876.

soit dans les dictionnaires, soit dans les traités de patho-
logie, n'est-il pas étonnant de ne trouver sur cette
affection que des observations disséminées de tous
côtés.

Nous n'entreprendrons pas de réunir toutes ces observations que nous ne pourrions donner qu'en abrégé;
nous nous contenterons de signaler chemin faisant les
plus intéressantes et nous en ferons, au besoin, ressortir
les point principaux.

De même, il nous aurait été facile de multiplier le
nombre de nos observations personnelles, nous nous
bornerons à en rapporter 19 des plus intéressantes.

DIVISION.

Nous ne comprenons sous le nom de paralysie du larynx que la paralysie des récurrents, car nous n'admet-
tons pas la paralysie limitée aux laryngés supérieurs.
Nous n'avons d'ailleurs jamais eu occasion de constater
cette paralysie, et, dans les cas qui en ont été rapportés,
le défaut de tension des cordes vocales inférieures peut
être attribué aussi bien au défaut d'action des thyro-
aryténoïdiens, qu'à celui des crico-thyroïdiens. Adoptant
d'une façon complète la théorie de Kuss, nous ne comprenons pas comment il pourrait y avoir paralysie du
laryngé externe sans qu'il y ait en même temps paralysie plus ou moins complète du constricteur supérieur
du pharynx. Or, dans toutes les observations citées,
nous ne voyons pas une seule fois ce symptôme signalé.

Nous nous proposons donc dans ce travail d'étudier

tour à tour les différentes paralysies des laryngés infé-
rieurs. Pour faire cette étude d'une façon fructueuse,
nous avons été forcé d'adopter une division qui, jusqu'à
ce jour, n'a pas été faite à proprement parler, mais qui
ressort tout naturellement de nos observations et de
celles publiées de tous côtés, par différents auteurs, dans
quelques monographies et dans des recueils périodiques
que nous citerons.

Nous diviserons donc des paralysies du larynx de la
manière suivante :

		Hystériques.
		Par refroidissement.
		Par peur.
		Anémie.
	de causes générales.	Syphilis.
		Dyphthérie.
		Choléra.
		Fièvres intermittentes.
Paralysies		Intoxications diverses ?
		Anévrysmes.
		Adénopathie bronchique.
		Tumeurs diverses du médiastin.
	de causes locales...	Tumeurs diverses du cou.
		Tumeurs du pharynx.
		Tumeurs de l'œsophage.
		Section d'un récurrent ?
	de causes centrales.	Tumeurs du bulbe.
		Hémorrhagies cérébrales.

Bien que nous n'ayons vu aucun fait de paralysie du
larynx par cause centrale, nous avons cru devoir signaler
la possibilité de cette affection (1) soit par tumeur du
bulbe, soit par hémorrhagies cérébrales. Nous trouvons
dans la thèse de M. Hallopeau (2) plusieurs cas de para-

(1) Lewin cite un cas de paralysie de la corde gauche de cause centrale
Berlin, Klin. Wochens., nº 1). — Nous n'avons pu nous procurer cette
observation.
(2) Des paralysies bulbaires thèse pour l'agrégation. Paris, 1875.).

lysies et de dégénérescence graisseuses des muscles du larynx dans le cours de la paralysie glosso-labio-laryngée.

Nous nous bornerons aussi à citer les paralysies cholériques et par fièvres intermittentes.

Pendant le cours de notre internat, nous avons eu en 1873, à l'hopital Saint-Antoine, l'occasion d'examiner un cholérique au laryngoscope. Nous n'avons pas constaté de paralysie à proprement parler, il y avait en quelque sorte relâchement musculaire comparable, au relâchement des sphincters que l'on observe dans la même maladie. Romberg (1) a, en 1832, signalé dans cette affection la diminution de la sensibilité de la muqueuse.

Nous n'avons jamais eu occasion de voir de paralysie laryngée, dans le cours des fièvres intermittentes. Cependant, elles ont été signalées en Afrique.

CAUSES. — PATHOGÉNIE. — FRÉQUENCE.

Les causes de la paralysie du larynx sont extrêmement variables; nous les avons divisées en causes générales et causes locales et il est presque toujours facile, la paralysie étant reconnue, de la rattacher à la cause réelle.

Les paralysies de causes générales sont évidemment les plus fréquentes; c'est ainsi que sur un mouvement de 900 malades à la clinique du Dr Fauvel, dans le courant de l'année 1873, nous trouvons 43 cas de paralysies de ce genre, contre 16 cas de paralysies par causes locales.

Parmi les causes générales, l'hystérie et le refroidissement tiennent de beaucoup la première place.

(2) Hufeland's Journal der pract. Heilkund, fév. 1832.

Les paralysies dites hystériques sont en effet extrêmement fréquentes. Comment agit cette névrose pour amener la paralysie laryngée? C'est là une question bien difficile à résoudre, d'autant plus que dans beaucoup de cas, tout en constatant un défaut de rapprochement des cordes inférieures, on ne trouve aucune altération de la muqueuse laryngée. Souvent, la simple application du laryngoscope et le fait de prononcer la lettre *è* aigue, la bouche ouverte, et la langue maintenue hors de la bouche par l'observateur, suffisent pour faire disparaître la paralysie.

Il y a là, selon nous, une sorte de simulation, ou une sorte de manie. Ce sont dans ces cas de véritables paralysies psychiques.

Nous adoptons entièrement la théorie soutenue par Brodie, Romberg, Hasse, Winslow, Franque, qui admettent que dans les paralysies hystériques, il y a une véritable déchéance de l'innervation cérébrale, une volition complètement annihilée.

Dans d'autres cas de paralysies hystériques, il y a manifestement un défaut d'action musculaire mais nous verrons que dans ces cas, la voix est loin de revenir facilement, de plus il y a une rougeur marquée des cordes vocales inférieures. Nous verrons à propos des symptômes à quelle cause doit être rattachée cette rougeur qui ne fait jamais défaut lorsque l'action du thyro-arythénoïdien est annulée.

Pour expliquer la pathogénie de ces faits, il faut se ranger à la théorie de Valérius (1) et admettre avec lui

(1) Valérius. Bulletins de la Société de médecine de Gand, 1856.

que les causes des paralysies hystériques résident dans les muscles eux-mêmes dont la polarité électrique serait affaiblie.

Il est encore très-difficile de définir comment agit le froid pour déterminer la paralysie du larynx.

On comprend parfaitement comment il peut amener la paralysie faciale, le trajet même du nerf fournit l'explication. On a parfaitement expliqué par quel mécamisme se produisaient l'anesthésie et les paralysies localisées dans les gelures, mais, dans ces cas, le froid agissant doit être longtemps prolongé.

Quoi qu'il en soit, la paralysie du larynx par refroidissement ne peut être niée et nous verrons encore le froid, dans les paralysies de causes locales, agir très-souvent comme cause déterminante.

La peur détermine quelquefois l'aphonie. Nous en avons observé plusieurs cas; nous nous contentons d'en rapporter un seul (observation IV). Le plus souvent elle agit comme cause déterminante seulement, et ce n'est que chez des femmes dont le système nerveux était très-excité que nous l'avons rencontrée.

Cependant il est certain que la peur, poussée à une extrême limite, peut déterminer une aphonie passagère et *couper en quelque sorte la parole*. Il n'est personne de nous qui, dans un rêve, dans un cauchemar, n'ait éprouvé cette sensation pénible qui consiste à voir un danger que l'on pourrait conjurer en criant et de ne pouvoir pousser un cri.

Ce fait se produit exactement de même dans la vie réelle et l'on cite beaucoup de cas où la victime terrifiée par la vue de l'assassin n'a pu ni fuir ni crier.

Il est beaucoup plus facile d'expliquer comment agit l'ischémie pour déterminer le défaut de rapprochement des cordes vocales inférieures. Cette cause n'est pas très-fréquente.

Nous avons eu deux fois occasion de la rencontrer. Une première fois l'ischémie était déterminée par des pertes sanguines rectales (voir observation VI), l'autre fois, par une perte utérine (1) abondante.

L'anémie résultant de la chlorose ou d'un état général lymphatique est très-souvent la cause d'un défaut de tension des cordes vocales inférieures. Dans ces cas, il n'y a qu'une parésie des muscles du larynx, il n'y a pas aphonie, il y a dysphonie.

On peut à la rigueur donner à cette affection le nom de paralysie incomplète.

« Dans l'anémie, qu'elle succède ou non à des hémorrhagies abondantes, le fait dominant est l'abaissement considérable du chiffre des globules rouges et l'augmentation de la proportion d'eau dans le sang; c'est la partie essentielle du fluide nourricier, c'est l'agent même de la nutrition qui fait défaut. Or, il ne suffit pas, nous le savons, pour que la nutrition soit maintenue à son niveau normal, que le sang arrive dans les tissus en quantité suffisante, il faut encore que la qualité réponde aux besoins des échanges organiques. »

Nous empruntons à M. le professeur Jaccoud ce passage de son livre sur les paraplégies et l'ataxie du mouvement (2), car il donne en quelques lignes toute la pathogénie des paralysies par anémie.

(1) Thèse de Tissot. Paris, 1876.
(2) Les paraplégies et l'ataxie du mouvement. Paris, 1864.

La *syphilis* peut-elle déterminer des paralysies du larynx? Oui, sans contredit. Morell Mackenzie (1) en cite un cas que nous rapportons (observation X).

Le Dr Massei de Naples (2) en cite quatre cas.

L'infection vénérienne peut agir de deux façons différentes pour produire cette affection. 1° Une tumeur gommeuse peut comprimer les récurrents sur leur trajet, 2° Il peut se produire une paralysie musculaire analogue à celles décrites par M. A Fournier (3) sur d'autres muscles de l'économie, justiciable d'un traitement iodique et mercuriel.

Nous n'avons pas eu occasion d'observer des paralysies par compression par tumeur gommeuse, mais nous rapportons deux cas (observation VIII et IX) de paralysies du second genre. Comment agit la syphilis en ce cas; nous ne pouvons mieux répondre qu'en transcrivant l'opinion du savant professeur de l'hôpital Saint-Louis : « Il est à croire, certes, que les paralysies partielles de la période secondaire (hémiplégies faciales, paralysies oculaires, etc.) résultent, soit d'une compression exercée sur les filets nerveux en quelque point de leur trajet, notamment dans les conduits ostéo-fibreux qu'ils traversent, soit d'une lésion même de leur tissu, soit d'une cause matérielle quelconque encore inconnue. S'il en était différemment, comment expliquer la circonscription parfaite et rigoureusement anatomique de ces paralysies? Quant

(1) Morell Mackenzie. De la raucité et de la perte de la voix. Londres, 1868.

(2) Massei. Statistica degl' infermi di malattie di gola. Napoli, 1872.

(3) Leçons sur la syphilis. Paris, 1873.

à l'hémiplégie du corps, il ne serait personne pour admettre qu'elle puisse ne pas résulter d'une lésion. Mais où réside cette lésion, et quelle en est la nature? Siége-t-elle dans les os, dans la substance cérébrale, dans les méninges, dans les vaisseaux? Nous n'avons pas encore le moindre renseignement microscopique sur ce point. »

C'est cette incertitude même dans la pathogénie de l'affection qui nous l'a fait classer, jusqu'à nouvel ordre, dans les paralysies de causes générales.

Les paralysies diphthéritiques du larynx sont assez rares; nous en trouvons deux cas dans le travail de M. Mackenzie intitulé : De la raucité et de la perte de la voix (observation XII et XIII). J'ai eu dernièrement occasion d'en observer un cas très-net, précédé de paralysie du voile du palais et suivie d'une paralysie incomplète de la motilité et de la sensibilité dans le bras droit (observation XI).

Quant aux paralysies de causes toxiques nous pouvons affirmer qu'elles sont fort rares. Nous n'avons jamais eu occasion d'en observer un seul cas, mais les différents agents minéraux qui déterminent les paralysies des autres muscles de l'économie, l'arsenic et le plomb, en particulier, amènent aussi la paralysie des muscles laryngiens.

Nous rapportons une observation de Mackenzie dans laquelle l'intoxication saturnine était la cause de la paralysie.

Le même auteur, dans *Jacksonian prize essay*, rapporte un cas d'atrophie de l'une des cordes reconnaissant la même cause ; enfin, dès le 11 janvier 1862, il publiait dans le *Medical Times*, un cas de paralysie arsenicale de l'une des cordes.

Si la pathogénie des paralysies de causes générales est environnée d'obscurité, cela tient surtout à ce que ces paralysies, coïncidant avec un état général peu grave, le plus souvent, les larynx des malades atteints n'ont pu être examinés sur le cadavre.

Il n'en est plus de même des paralysies de causes locales.

Que la paralysie soit symptomatique d'un anévrysme de l'aorte, de la sous-clavière, du tronc brachio-céphalique, de la carotide, etc., qu'elle soit symptomatique d'une tumeur du médiastin, de tumeurs péri-bronchiques, de tumeurs du cou ou de l'œsophage, etc., c'est toujours la compression du récurrent et par suite l'interruption plus ou moins complète de l'influx nerveux qui doit être invoquée.

Parmi ces différentes causes, l'anévrysme de l'aorte, l'adénopathie bronchique, et les tumeurs du cou (ganglionnaires, du corps thyroïde, etc.), sont de beaucoup les plus fréquentes. Nous en rapportons plusieurs observations.

Avant que l'on examinât le larynx au laryngoscope, ces paralysies étaient déjà facilement diagnostiquées, mais il manquait la certitude que le laryngoscope donne aujourd'hui.

Nous avons eu l'occasion de voir un cas de paralysie de la corde vocale inférieure gauche par tumeur de l'entrée de l'œsophage. Malheureusement nous n'avons pu suivre le malade qui fait le sujet de l'observation.

Enfin, nous rapportons une observation (obs. XXIII), dans laquelle il nous a paru y avoir section du laryngé inférieur gauche à la suite de l'ouverture d'un abcès profond du cou.

Gerhardt (1) cite trois cas de paralysies du larynx symptomatiques de tumeurs du pharynx. Il les regarde comme étant un phénomène réflexe dû à l'irritation de la muqueuse par les produits morbides. Nous nous contentons de signaler la possibilité de ces paralysies dont nous n'avons jamais vu aucun exemple.

SYMPTOMES. MARCHE. DURÉE. TERMINAISON.

Les symptômes qui caractérisent les paralysies laryngées varient avec les causes mêmes de ces paralysies ; ils varient encore selon l'intensité de la paralysie, c'est-à-dire si elle est complète ou incomplète, et selon les muscles qui sont paralysés.

Ils peuvent être divisés en symptômes :

1° Fonctionnels ;

2° Généraux ;

3° Objectifs ou laryngoscopiques.

Nous allons étudier chacun de ces symptômes dans chaque variété de paralysie.

Paralysies hystériques. — Les deux fonctions du larynx sont la *phonation* et la *respiration*.

Dans toute paralysie hystérique, la perte de la voix

---

(1) Laryngologische Beitrage (Deutches Archiv f. klinische Medicin., vol. XI, 6ᵉ partie, juillet 1873.

Poyet.

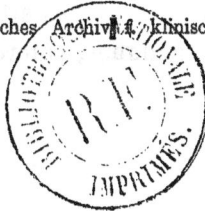

2

est le premier symptôme qui donne l'éveil. Un jour, sans cause appréciable, la voix se perd subitement et complètement, c'est là le mode le plus fréquent de début.

Cette perte de la voix est quelquefois définitive ou mieux persistante, mais le plus souvent, c'est après plusieurs alternatives de retour et de disparition, que l'aphonie définitive s'établit.

Il est une chose à remarquer, c'est que les paralysies hystériques sont toujours bilatérales, et entraînent toujours la perte complète de la voix.

Il est rare de voir la respiration subir une altération marquée, cependant quelquefois elle est gênée et difficile. Jamais il n'y a de bruit de cornage, et de bruit de drapeau que nous signalerons dans les paralysies unilatérales. Les malades éprouvent parfois des accès de suffocation qui doivent être rapportés à la cause de la paralysie, et d'autres fois, à une grande quantité de mucosités visqueuses, filantes et claires, qui s'amassent dans la trachée et que les malades rejettent lorsque l'on pratique l'électrisation interne de l'organe vocal.

Le plus souvent la toux reste sonore, et nous citerons un cas (obs. II), où la malade atteinte de hoquet, et complètement aphone, se faisait entendre à une grande distance.

Les symptômes généraux sont ceux de l'hystérie ; sensation de boule ; clous ; attaques de nerfs ; pertes de connaissance ; disposition très-grande aux pleurs et aux rires ; hypochondrie ; altérations de la sensibilité (analgésie).

La plupart des malades atteintes de paralysies hystériques sont anémiques, chlorotiques, mal réglées.

Les symptômes laryngoscopiques sont bien simples. Souvent le pharynx est insensible et l'examen se fait avec la plus grande facilité.

La muqueuse laryngée et toutes les parties de l'organe sont saines, mais les deux cordes vocales inférieures sont écartées l'une de l'autre comme pour la respiration tranquille, et n'ont aucune tendance à se rapprocher pendant les efforts de la phonation. Il semble dans ces cas que la paralysie porte seulement sur les muscles phonateurs, ou mieux, constricteurs de la glotte, c'est-à-dire sur les crico-aryténoïdiens latéraux et sur l'ary-aryténoïdien.

Il est rare que les cordes vocales ne soient pas blanches : quelquefois cependant, elles sont rosées, ce que nous attribuons à la paralysie du thyro-aryténoïdien. En effet, dans ce cas la corde vocale est complètement flasque. A l'état normal, la muqueuse qui la recouvre étant tendue, laisse voir la couleur blanche nacrée du ligament vocal. Cette muqueuse se trouve revenue sur elle-même, et, par cela même, augmente d'épaisseur dans le cas de paralysie. Ici l'on a donc affaire à une rougeur tout à fait mécanique, et qui disparaît instantanément, ainsi que nous l'avons vu plusieurs fois, lorsque l'on rend aux cordes leur tension à l'aide de l'électricité.

En résumé, les paralysies hystériques portent le plus souvent sur les crico-aryténoïdiens latéraux et sur l'ary-aryténoïdien.

D'autres fois, la paralysie est plus étendue et porte sur ces muscles et sur les muscles crico-thyroïdiens et thyro-aryténoïdiens.

La marche de cette sorte de paralysie varie selon les cas.

Nous avons vu qu'elle s'établissait en général subitement avec des allées et venues plus ou moins nombreuses. Elle revêt quelquefois une véritable marche intermittente.

La durée est très-variable. Elle oscille entre quelques jours, quelques mois, des années.

La terminaison est presque toujours favorable surtout dans le jeune âge.

Ce que nous venons de dire des paralysies hystériques peut s'appliquer en quelque sorte à toutes les paralysies générales. Il n'y a que peu de symptômes différents que nous allons passer en revue.

Paralysies par refroidissement. — Le début de ce genre de paralysie est moins brusque, de plus, il arrive souvent qu'une seule corde est paralysée.

Au laryngoscope, on trouve la muqueuse rouge et un peu tuméfiée, en même temps qu'il existe un catarrhe laryngo-bronchique. Dans les cas où une seule corde est affectée, la paralysie semble atteindre le crico-aryténoïdien postérieur seul, car la corde reste immobile sur la ligne médiane.

Gerhardt (1) divise les paralysies par refroidissement qu'il appelle rhumatismales en 3 classes :

1° Paralysie consécutive à l'inflammation rhumatismale des articulations crico-aryténoïdiennes.

2° Paralysie rhumatismale catarrhale consécutive à un catarrhe débutant par les fosses nasales et envahissant ultérieurement le pharynx et le larynx.

(1) Virchow's Archiv vol. XXI.

3° Paralysie *à frigore* de cause directe.

Durée courte.

Paralysies par peur. — Comme dans l'hystérie, le début est brusque. Nous avons vu d'ailleurs à propos des causes, que souvent la paralysie par peur survient chez des femmes atteintes de névrose (obs. IV). Les symptômes, moins les symptômes généraux, si la personne atteinte n'est pas hystérique, se ressemblent en tous points.

Il arrive souvent que la paralysie par peur n'est pas complète, et dans ces cas, on voit les aryténoïdes faire de légers mouvements de rotation qui indiquent le peu de gravité de l'affection dont la durée est toujours courte et la terminaison favorable lorsqu'il n'y a pas de complication d'hystérie.

Paralysies par anémie. — Que la perte de sang ait été rapide ou au contraire lente et répétée (obs. VI et VII), les symptômes des paralysies anémiques sont exactement les mêmes.

La phonation seule est atteinte, la respiration est normale.

Les symptômes généraux sont ceux que présentent les anémiques ; nous n'insisterons donc pas.

Au laryngoscope ce qui frappe tout d'abord, c'est la décoloration remarquable de toute la muqueuse laryngée, analogue à celle que l'on rencontre dans la phthisie laryngée non compliquée d'ulcérations et d'œdème du larynx. La paralysie, qui presque toujours est incomplète, et c'est pourquoi on pourrait lui donner de préférence le nom de parésie, porte sur les deux cordes vocales inférieures en même temps, et en particulier sur les crico-aryténoïdiens latéraux et sur l'ary-aryténoïdien.

Le durée de cette affection est subordonnée, ainsi que sa marche et sa terminaison, à la cause qui l'a produite; on peut appliquer à cette paralysie l'axiome latin :

Sublata causa tollitur effectus.

Paralysies syphilitiques.—Dans les paralysies de cause syphilitique, nous trouvons de grandes différences dans les symptômes fonctionnels.

Disons de suite que nous n'avons vu que des paralysies unilatérales.

La phonation, dans ce genre d'affection, n'est pas complètement abolie. La voix est rauque et dure, et revêt le caractère bitonal.

La respiration, par le fait même de la diminution de l'aire de la glotte se trouve gênée et enfin, dans les deux cas que nous rapportons (obs. VIII et IX), nous avons signalé une toux assez intense et rauque.

Les symptômes généraux font quelquefois défaut, c'est ce que l'on peut remarquer dans notre première observation. Dans la seconde au contraire, il y avait des céphalées nocturnes, et une paralysie complète de la pupille qui était extrêmement contractée.

Au laryngoscope, dans les deux cas, nous avons trouvé une paralysie unilatérale, bornée aux crico-aryténoïdiens postérieurs : les cordes vocales étaient blanches, mais l'une des deux était complètement immobile sur la ligne médiane. Le reste de la muqueuse était saine dans les deux cas.

Ces sortes de paralysies semblent s'établir lentement,

et avoir une durée très-longue, car dans les deux cas que nous citons, il n'y a eu qu'une amélioration très-grande, il est vrai, mais incomplète.

Paralysie diphthéritique.— J'ai eu occasion d'examiner un cas de paralysie diphthéritique (voir obs. XI). Dans ce cas, la paralysie portait sur les deux cordes vocales et était incomplète. Tous les muscles semblaient être atteints. La voix était profondément altérée. Tantôt la malade était complètement aphone, tantôt au contraire sa voix était rauque et dure.

La respiration était gênée, la toux était fréquente.

Au laryngoscope, les cordes étaient rouges, détendues et ne se rapprochaient que très-incomplètement dans toute leur longueur. De plus, elles ne s'écartaient que très-imparfaitement.

Cette paralysie avait été précédée d'une paralysie complète du voile du palais, disparue elle-même spontanément, et elle fut suivie d'une paralysie incomplète du bras droit.

Le début avait été assez brusque, la marche fut rapide et la malade guérit dans l'espace de douze jours. La guérison fut plus lente dans les 2 cas que je rapporte d'après Mackenzie.

N'ayant pas eu occasion de voir un seul fait de paralysie toxique, nous n'entreprendrons pas d'en faire la symptomatologie qu'il est assez facile de construire en connaissant celle des autres paralysies de causes générales. (Voir obs. XIV.)

Les symptômes fonctionnels, dans les *paralysies de*

causes locales, sont à peu de chose près les mêmes quelle que soit la cause de la paralysie.

Dans tous les cas que nous avons observés, la paralysie ne portait que sur une seule corde, tantôt la gauche et cela le plus souvent, tantôt la droite.

Dans ces cas, la paralysie semble envahir surtout les muscles dilatateurs de la glotte, c'est-à-dire les crico-aryténoïdiens postérieurs, d'où immobilisation de la corde atteinte dans la position nécessaire à la phonation. Aussi est-il rare dans ces cas d'observer une aphonie complète. Le plus souvent, la voix parlée change de timbre, devient rauque, la voix chantée est impossible, ce qui permet d'admettre une paralysie des crico-thyroïdiens et du hydro-aryténoïdien du même côté. Le fait même de la conservation de la voix, qui, il est vrai, est mauvaise, permet de différencier ce genre de paralysie, de la plupart des paralysies de causes générales. Il est des faits cependant où tous les muscles laryngiens d'un même côté sont paralysés en même temps. La voix est alors complètement abolie, mais chose remarquable, cette abolition n'a qu'une durée relativement courte, bien que la paralysie persiste.

L'explication de ce phénomène nous est donnée par le laryngoscope.

Lorsque tous les muscles sont paralysés, d'un côté du larynx, la corde vocale atteinte reste dans une position intermédiaire à celle qu'elle doit occuper et pour la phonation et pour la respiration.

Au bout d'un certain temps, l'exercice aidant, la corde vocale saine exécute des mouvements beaucoup plus étendus qu'à l'état normal et finit par affronter le bord de la corde immobile. La voix alors revient, mauvaise, certainement, mais pouvant se faire entendre à une certaine distance.

La respiration, en général, se trouve plus profondément altérée que la phonation, dans ces genres de paralysie.

En effet, la surface qui permet à l'air de pénétrer dans la trachée se trouve subitement, dans la plupart des cas, diminuée de moitié. Le malade est donc forcé, pour faire pénétrer dans un temps donné une même masse d'air dans son poumon, et pour l'en expulser, d'augmenter le nombre des mouvements inspiratoires et expiratoires et par cela même de fatiguer et de surmener les muscles du thorax.

Nous voyons aussi tous les malades accuser le sentiment d'une douleur qui, en général, a son siége à la base de la cage thoracique.

Mais cette cause de dyspnée n'existe pas longtemps, car, de même que nous avons vu la corde saine amplifier sa course pour venir rejoindre le bord libre de la corde malade, de même la corde saine amplifie sa course dans le sens contraire et finit par s'effacer presque complètement pour augmenter d'autant le champ respiratoire.

Dans les paralysies de causes locales, la gêne respiratoire est entretenue par la cause même de la paralysie. Ce symptôme, par cela même, rentre donc dans la classe des symptômes généraux dont nous parlerons dans un instant.

Quoi qu'il en soit, la gêne respiratoire se trouve augmentée par les efforts et par les mouvements brusques.

Les malades font entendre un bruit de cornage qui se
passe dans le larynx et qui retentit dans toute la poitrine.
ce qui gène fort l'auscultation. De plus, la corde vocale
étant flasque et détendue, on entend à distance un bruit
de drapeau ou de membrane flottante. Bien que ce
symptôme se retrouve dans plusieurs autres affections
laryngées, les polypes pédiculés, entre autres, nous avons
cru devoir le signaler, car nous ne l'avons trouvé dans
aucun auteur.

La toux dans les paralysies de causes locales n'est pas
la règle. Elle n'existe qu'autant que l'affection cause de
la paralysie, la détermine.

Quant à l'effort, nous sommes très-étonné de trouver
dans la thèse du Dr Tissot (1) qu'il ne peut se produire
qu'avec difficulté, quelle que soit la paralysie du larynx
et quelle que soit sa volonté.

Mackenzie ne signale ce symptôme dans aucune de ses
observations.

Nous n'avons jamais constaté ce fait sur les malades
que nous avons examinés; de plus, les expériences que
nous avons faites sur nous-même nous ont démontré que
pendant l'effort, le larynx se trouvait surtout obturé par
les cordes vocales supérieures.

Si les symptômes fonctionnels se ressemblent beaucoup
dans les paralysies de causes locales, il n'en est plus de
même des symptômes généraux. Nous ne croyons pas
devoir insister sur ces symptômes connus de tous. Un
seul mérite d'être signalé, ce sont les accidents de dyspnée qui ont pour caractère de survenir par accès sur-

(1) Des paralysies laryngées. Paris, 1876.

tout à la suite d'efforts. Ces accès surviennent surtout lorsqu'il y a en même temps que compression du laryngé inférieur une compression du pneumo-gastrique. Le Dr Barety (1) s'est appliqué, dans sa thèse sur les adénopathies trachéo-bronchiques, à faire ressortir les faits de cette nature que nous avons eu maintes fois occasion de constater.

Les symptômes laryngoscopiques sont exactement les mêmes, quelle que soit la cause de la paralysie.

On trouve la corde vocale immobile ; le cartilage aryténoïde est, ou complètement immobile, ou fait des mouvements insignifiants. Ce cartilage, très-souvent, opère un mouvement de bascule d'arrière en avant, de telle sorte que son sommet masque la portion postérieure de la corde correspondante qui paraît être raccourcie. En même temps, il semble être plus rapproché de l'épiglotte ce qui donne au larynx un aspect de déformation qui frappe l'œil à la première inspection. Cette différence de niveau est surtout appréciable pendant les efforts de phonation.

Lorsque le malade fait au contraire des mouvements inspiratoires, la corde paralysée reste immobile sur la ligne médiane, si la paralysie est complète ; si elle est incomplète, elle ne s'en écarte que très-peu.

Nous supposons dans tous ces cas que ce sont les muscles dilatateurs de la glotte qui sont atteints.

Si ce sont les muscles constricteurs (crico-aryténoïdiens latéraux, ary-aryténoïdiens) le bord libre de la corde vocale, au lieu d'être rectiligne, est concave, et pendant

---

(1) Barety. De l'adénopathie trachéo-bronchique. Paris, 1875.

les plus grands efforts de phonation, il reste toujours un espace entr'ouvert entre les deux cordes.

La corde vocale saine finit, avons-nous vu, par acquérir des mouvements plus étendus qu'à l'état normal, de telle sorte que pendant l'inspiration elle s'efface presque complètement et se cache sous la corde vocale supérieure correspondante.

Quant à la muqueuse et aux autres parties constituantes de l'organe vocal, elles sont le plus souvent saines, et l'affection ne peut en aucune façon être diagnostiquée par la rougeur que l'on trouve quelquefois au niveau de la corde paralysée.

Nous citons à la fin de notre travail une observation à laquelle nous avons cru devoir donner le titre de section du récurrent? Dans ce cas, les symptômes fonctionnels consistaient en une dysphonie très-prononcée. — La respiration était intacte. De temps à autre quelques quintes de toux. Au laryngoscope, la corde vocale inférieure gauche était complètement immobile sur la ligne médiane, flasque et paraissait être plus courte que sa congénère. Le bruit de drapeau que nous avons signalé était très-marqué dans ce cas.

DIAGNOSTIC.

Le diagnostic de la paralysie même, ainsi que le diagnostic des muscles paralysés (1) ne peuvent être absolument faits qu'à l'aide du laryngoscope. Le diagnostic

(1) Diagnostic des paralysies motrices des muscles du larynx, par N. Duranty (Gaz. méd., 1872).

des causes, au contraire, repose sur l'interrogation et sur l'examen même du malade.

Quels sont donc les lignes laryngoscopiques qui nous indiquent si une corde est ou non paralysée.

Dans le cas de paralysie complète, les signes sont absolus. La corde vocale paralysée est immobile ; son bord libre, le plus souvent, occupe la ligne médiane et divise l'aire glottique comme une perpendiculaire abaissée du sommet sur la base, diviserait un triangle isocèle. En même temps, l'aryténoïde correspondant n'opère plus ses mouvements de rotation sur son axe. La corde vocale frappé d'immobilité parait être plus courte que sa congénère, et cela tient à deux raisons. D'une part, la corde est lâche, détendue, d'autre part, l'aryténoïde semble avoir fait en avant un mouvement de bascule, et masque le quart postérieur de la corde qui semble être raccourcie. La coloration est généralement normale.

Lorsque les deux cordes sont paralysées, la paralysie semble porter uniquement sur les muscles contricteurs de la glotte, car dans tous les cas que nous avons observés, nous avons toujours vu les cordes écartées comme pour la respiration tranquille.

On comprend parfaitement que si la paralysie portait dans ces cas sur les muscles dilatateurs, l'asphyxie ne tarderait pas à se produire. Dans ces cas de paralysie double que nous avons signalée comme étant presque toujours le fait de l'hystérie, en particulier, la coloration des cordes est toujours normale lorsques les thyro-aryténoïdiens ne sont pas atteints; dans le cas contraire les cordes sont rosées.

Il arrive souvent, de rencontrer dans le cours de la

syphilis et surtout de la tuberculose l'immobilisation de l'une ou de l'autre des deux cordes vocales inférieures. Dans ces cas, il n'y a pas paralysie, il y a simplement une lésion de l'articulation crico-aryténoïdienne correspondante qui se révèle par du gonflement, de l'œdème de voisinage des ligaments ou mieux des replis ary-épiglottiques et souvent par des ulcérations. Les signes objectifs de ces lésions sont trop connus pour que nous attirions sur eux l'attention du lecteur. En un mot, il est toujours facile de reconnaître au laryngoscope la paralysie *complète* de l'une des cordes ou des deux en même temps.

Il n'en est plus de même des paralysies incomplètes. Pour faire ce diagnostic, il faut avoir une grande habitude de l'examen laryngoscopique et savoir reconnaître si l'une ou les deux cordes sont animées de mouvements incomplets.

Quant aux paralysies partielles, ce sont les connaissances physiologiques qui nous permettent de les diagnostiquer. En d'autres termes, c'est la physiologie qui nous permet de dire que la paralysie porte sur tel ou tel muscle ou sur tel ou tel groupe musculaire,

Ce diagnostic peut être facilement exposé dans un tableau.

PARALYSIE DES CONSTRICTEURS.	PARALYSIE DES DILATATEURS.	PARALYSIE DES PHONATEURS.
(*Crico-aryténoïdiens et ary-aryténoïdiens*).	(*Crico-aryténoïdiens postérieurs*).	(*Thyro-aryténoïdiens.*)
Immobilisation complète ou incomplète de la corde dans une position intermédiaire à la phonation et à la respiration. Bord libre en forme de croissant. Corde paraissant plus courte. Coloration normale, rarement rosée. Aphonie le plus souvent complète.	Immobilisation de la corde dont le bord libre divise l'aire glottique en deux portions égales. Gêne de la respiration. Quelquefois bruit de drapeau. Conservation de la voix qui change de timbre et devient dure et monotone.	Mouvements des aryténoïdes libres et intacts. Défaut de rapprochement de la portion moyenne du bord libre des deux cordes inférieures. Rougeurs de la muqueuse. Pas de gêne de la respiration. Dysphonie très-marquée.
		(*Cryco-aryténoïdiens.*)
		Défaut de rapprochement des bords libres des deux cordes en arrière. Voix parlée bonne. Voix chantée impossible.

Lorsque l'on aura porté le diagnostic de paralysie du larynx et que l'on aura déterminé et reconnu quels sont les muscles paralysés, il importe de faire le diagnostic de la cause même de la paralysie. Le laryngoscope devient donc inutile et le médecin devra faire appel à ses connaissances générales.

Il devra interroger le malade avec soin et dans ses réponses, s'il ne trouve rien qui puisse lui faire croire à une de ces paralysies que nous avons dénommées paralysies de causes générales, son attention devra se porter de suite sur le cœur (1), les poumons, le cou, l'œsophage, surtout si la paralysie est unilatérale. *Dans tous les cas,* il trouvera la cause de la paralysie.

Le pronostic des paralysies laryngées varie avec les causes de ces paralysies.

Toutes choses égales d'ailleurs, les paralysies de causes générales sont moins graves que les paralysies de causes locales. En effet, parmi les premières, nous n'en avons que rarement trouvé qui fussent rebelles au traitement.

Les paralysies par anémie sont subordonnées à la cause même de la déglobulisation.

Les paralysies syphilitiques sont plus sérieuses car elles indiquent déjà une infection avancée.

Parmi les paralysies de causes locales, celles qui tiennent à un anévrysme de l'aorte (les plus fréquentes d'ailleurs), celles qui tiennent à une adénopathie bronchique compliquée de tuberculose pulmonaire, ou a une tumeur du médiastin ou de l'œsophage, tirent leur gravité de leur cause même, car, dans tous ces cas, ce n'est que lorsque les tumeurs sont très-volumineuses qu'elles en arrivent à comprimer le récurrent correspondant.

TRAITEMENT.

Le traitement des paralysies du larynx est absolument subordonné à la cause de la paralysie.

(1) Diagnostic d'un anévrysme de l'aorte qui serait passé inaperçu sans le secours au laryngoscope, par Potain (Gaz. méd., 1865).

Dans les paralysies de causes générales, il doit être local et général.

Nous entendons par traitement local les électrisations soit externes, soit internes, et les applications topiques sur les cordes vocales paralysées.

L'électrisation externe parait avoir été pratiquée il y a longtemps déjà. Pelligrini la pratiquait en 1843.

Elle se fait à l'aide d'une pile (M. Fauvel se sert habituellement de la pile de Fauché) dont les deux pôles, terminés par des plaques métalliques, recouvertes de peau sont appliqués de chaque côté du cou sur le trajet des récurrents.

Cette méthode donne souvent de très-bons résultats mais seulement lorsque la paralysie ne date que de peu de temps.

Dans les cas de paralysies anciennes, il est préférable d'employer l'électrisation interne qui, croyons-nous, fut faite pour la première fois par Duchenne (de Boulogne), et ensuite par Mackenzie.

Cette électrisation se fait de deux manières.

Dans l'une, l'un des pôles est porté dans le larynx, précisément sur la corde paralysée, tandis que l'autre pôle est mis en communication avec la main du malade ou mieux, avec un collier portant à sa partie antérieure interne une plaque métallique qui s'applique sur le devant du cartilage thyroïde.

La seconde manière consiste à porter dans le larynx, les deux pôles de la pile. Cette opération, qui se fait avec un réophore double, imaginé par le Dr Fauvel est extrêmement facile, lorsque le médecin se guide avec le laryngoscope.

On devra faire en sorte que le courant ne soit pas trop intense pour éviter au malade des spasmes trop violents. Pour cela, avant d'introduire le réophore dans le larynx ou devra graduer le courant en appliquant les boutons de l'instrument sur les lèvres mêmes du patient.

L'électrisation du larynx est généralement très-bien supportée. Lorsque la voix revient, le malade rejette une grande quantité de mucosités visqueuses et filantes, et en même temps, les cordes, si elles étaient rouges se décongestionnent instantanément.

Les séances doivent être continuées régulièrement jusqu'au retour complet de la voix qui, quelquefois, peut se faire attendre très-longtemps. Mackenzie cite des cas ou la voix n'est revenue qu'à la trentième électrisation. Nous même, nous avons été témoin de faits ou le retour définitif de la phonation ne s'est fait qu'au bout de plusieurs semaines. Il est bien entendu que nous ne parlons ici que d'aphonies nerveuses.

Dans le cas de paralysie par peur ou *a frigore*, la voix revient presque toujours à la première séance.

Dans les cas de paralysies anémiques, dyphthéritiques, syphilitiques, les électrisations sont loin d'être aussi utiles. Il n'en est pas de même des applications topiques et même caustiques.

Dans les paralysies syphilitiques et diphthéritiques, ces applications rendent les plus grands services. On devra donner la préférence aux solutions de nitrate d'argent 1/30 à la teinture d'iode pure, et au perchlorure de fer portés dans le larynx à l'aide d'une petite éponge ou d'un pinceau. Mackenzie conseille encore les inhalations de

chloroforme et de créosote, et cite plusieurs cas de gué-
risons.

Comme traitement général, dans les paralysies hystériques on prescrira le bromure de potassium à doses
assez fortes, jusqu'à six ou huit grammes par jour, et
l'on conseillera en même temps un régime tonique et
l'hydrothérapie.

Dans les paralysies par peur et a frigore, on prescrira
les préparations de strychnine et en particulier la teinture alcoolique de noix vomique.

Pour l'anémie et les paralysies diphthéritiques ce sont
les reconstituants, le fer, le quinquina qui donnent les
meilleurs résultats.

Quant aux paralysies syphilitiques, nous conseillons
comme le recommande M. Fournier la méthode des frictions mercurielles selon Sigmund, et l'iodure de potassium
à haute dose.

Pour terminer le traitement des paralysies de causes
générales, il ne nous reste plus qu'à parler de la gymnastique vocale telle que la fait pratiquer Bruns (1).

Voici le passage de son livre où il parle de ce traitement à l'appui duquel il cite sept observations favo-
rables.

« Pendant que je tiens le miroir dans la bouche du malade, et cela de la manière habituelle, pendant que
j'examine la fente glottique, je fais prononcer ou plutôt
pousser avec effort au malade des voyelles simples ou
composées, telles que a, e, œ, au. D'abord, l'effort n'aboutit
pas. On n'obtient qu'un murmure sifflant ou bien un

(1) Klinik der Kauckeitenr des Kelkopfes. Vienne, 1866.

piaulement rauque, qui fait place plus ou moins vite à l'émission distincte des voyelles, tandis que l'on remarque en même temps de légers mouvements saccadés dans les cordes vocales.

« Alors je fais donner ces voyelles à diverses hauteurs et pendant un espace de temps variable. Lorsque le malade réussit aisément, je fais joindre à ces voyelles une ou plusieurs consonnes, de manière à passer à la pronon-ciation de mono-syllables , al-ach-acht-aus-auf-han-in-ein, etc., etc.

« Quand le malade en est là, je lui fais prononcer d'au-tres monosyllables sans le miroir dans la bouche. Je lui fais compter jusqu'à 12, puis je passe à des mots de plu-sieurs syllabes, puis à des phrases.

« Aux malades sans voix qui auparavant chantaient, je fais donner quelques notes, à quelque hauteur que ce soit et lorsque au lieu de sifflements rauques, ce sont des notes distinctes qui se produisent, je fais donner ces notes en allongeant de plus en plus la gamme, soit en montant, soit en descendant, puis je lui fais donner des tierces ou des accords soit en montant, soit en descen-dant.

« Tout cela se fait pendant que le miroir laryngien est à sa place accoutumée et que l'on observe la mobilité croissante des cordes vocales. En poursuivant ces exer-cices, et tandis que, le malade pousse des sons, je retire le miroir sans qu'il s'en aperçoive et je le laisse immo-bile au milieu de la cavité buccale ; enfin, je le retire tout à fait tandis que le malade continue à produire des sons. Enfin, je continue ces exercices sans introduire aucunement le miroir dans la bouche.

« Pendant que je poursuivais ce traitement, j'ai fait plusieurs observations pour lesquelles je n'ai pu trouver aucune explication satisfaisante. Par exemple : une malade qui après trois semaines d'un pareil traitement donnait des tierces et des accords, en montant et en descendant, avec une voix claire et pure de soprano, n'était pas en ce même moment capable de prononcer une seule syllabe à voix ordinaire.

« Une autre malade qui était déjà parvenue à chanter une petite chanson, en articulant très-nettement les mots, ne pouvait réciter la poésie qu'elle venait de chanter.

La durée des séances de cette gymnastique doit être de 1/4 d'heure à 1/2 heure. Le traitement peut durer jusqu'à quatre semaines, tandis que d'autres fois, après quelques séances, et même dans une seule, on arrive au but. »

Tout en approuvant ce mode de traitement, nous lui préférons celui employé par M. Fauvel qui conseille au malade de prendre simplement quelque leçons de solfège sur les voyelles a-e-i-o-u.

Les 7 cas rapportés par Bruns sont manifestement des cas de paralysies hystériques qui probablement auraient guéri tout aussi vite par l'électricité.

Il ressort manifestement de l'ensemble des faits que nous avons observés, qu'il est rare que la thérapeutique soit impuissante contre ces paralysies de causes générales.

Il est loin d'en être de même pour les paralysies de causes locales.

En effet, chacun sait combien le traitement est inefficace dans les cas d'anévrysme soit de l'aorte, soit de toute autre artère intra-thoracique. Or, dans ces cas, la paralysie de l'une des cordes n'est plus qu'un symptôme, et c'est à la cause que doit s'attaquer la médication.

Il n'en est plus de même dans l'adénopathie bronchique, surtout si cette adénopathie est de nature scrofuleuse ou syphilitique.

Dans ces cas, le meilleur médicament à employer est certainement l'iode sous ses différentes formes et principalement sous la forme de teinture alcoolique non acide (un gramme d'iode pour dix d'alcool à 90°).

On prescrit au malade de prendre cette teinture par gouttes, en commençant par 5 gouttes et en augmentant chaque jour d'une goutte jusqu'à ce qu'il ait atteint 30 ou 40 gouttes, selon les âges.

Lorsque le nombre fixé sera atteint, on lui recommandera de diminuer la dose de une goutte chaque jour.

La teinture peut être prise telle qu'elle dans du vin de malaga ou de xérès, comme le prescrit M. Noël Guéneau de Mussy, ou bien encore dans de l'eau d'amidon.

La teinture d'iode prise de cette façon, semble mieux agir que l'iodure de potassium car dans ce cas, selon M. le professeur Gubler, elle se transformerait en iodure de sodium, forme sous laquelle elle est le mieux supportée. En effet, les sels de soude sont loin d'être éliminés aussi rapidement pas les différentes glandes, que les sels de potassium.

La teinture d'iode pourra encore être prescrite en badigeonnages sur la poitrine, et concurremment avec la médication interne.

Il est aussi d'usage de prescrire l'huile de foie de morue, mais pour cela il faut que le tube digestif du malade puisse la supporter.

Dans l'adénopathie de nature scrofuleuse, les eaux arsenicales donnent souvent de bons résultats, de plus, le séjour à la campagne vient se joindre dans ces cas à l'heureuse influence du traitement.

L'adénopathie syphilitique devra être combattue par les frictions mercurielles, et par l'iodure de potassium.

Enfin, c'est encore à l'iodure que l'on devra avoir recours dans les cas de tumeurs du médiastin dont la nature est si difficile à préciser.

On pourra dans ces cas essayer le chlorure d'or préparé et administré selon la méthode de Chrestien, mais nous devons avouer que nous n'avons jamais vu obtenir de résultats sérieux avec ce médicament.

Dans les cas de paralysies des cordes par tumeurs du cou, il est indiqué d'enlever la tumeur, si elle est simplement ganglionnaire, et si les organes voisins permettent cette ablation. Quant aux kystes du corps tyroïde, s'ils ne sont pas de nature cancéreuse, si l'état général du malade le permet, on peut tenter de les ponctionner, mais il faut bien être prévenu que ces ponctions sont loin d'être exemptes de tout danger.

Enfin, dans les cas de cancers de l'œsophage, quelle que soit la situation de la tumeur, elle est au-dessus des ressources de l'art.

Dans toutes ces paralysies de différentes natures, le médecin devra donc surtout s'appliquer à soulager le malade en lui prescrivant surtout des narcotiques (belladone, ciguë, opium), car c'est souvent la gêne de la

respiration et surtout les quintes de toux qui le fati-
guent.

Contre la toux, on se trouve généralement bien de gargarismes au bromure de potassium et de fumigations
faites avec une décoction de guimauve et de pavot.

L'électricité elle-même ne devra pas être négligée,
surtout, si la paralysie est incomplète. Il arrive quelquefois que l'on peut rendre ainsi au malade un peu de voix,
ce qui le trompe sur son état et nous savons que si le médecin ne peut guérir, il doit consoler toujours.

OBSERVATIONS

Obs. I. — Aphonie nerveuse; sensibilité extrême du pharynx; électrisation
interne; guérison.

Mlle B., âgée de 32 ans, marchande de vins en gros à Boulogne-
sur-mer, consulte le Dʳ Ch. Fauvel, le 30 septembre 1873.

Grande, d'une santé faible, brune, d'un tempérament lymphatique, il y a trois ans, sa voix se perdit presque subitement en
l'espace d'une heure à la suite d'une vive contrariété. Elle ne
revint qu'au bout de onze mois subitement à la suite d'une peur.
Trois mois plus tard, elle disparut de nouveau le lendemain d'une
nouvelle contrariété. Depuis ce temps, elle n'a pas reparu, elle ne
peut faire entendre qu'une voix de chuchotement. Cependant la
malade dit bien è lorsqu'on l'examine au laryngoscope.

La malade est très-impressionnable et très-nerveuse; elle perd
facilement connaissance, anssi bien à la suite d'une émotion triste
qu'à la suite d'une émotion gaie. — Sensation de boule hystérique
très-prononcée.

Rien à noter à l'examen de la poitrine. Pas de toux pas de cra-
chements de sang. Palpitations de cœur très-fortes sous l'influence
de la plus petite émotion. Sensation de froid général. Constipation
opiniâtre. A eu toutes les maladies de l'enfance.

La voix revient instantanément sous l'influence d'une électrisation interne. La malade devant repartir de suite, le traitement suivant lui est prescrit.

Emplâtre de thapsia sur la poitrine pendant 12 heures.

5 pastilles de capsicum par jour.

Avant les repas 4 gouttes de teinture alcoolique de noix vomique.

Tous les matins un verre d'eau d'Enghien.

8 octobre. — La malade revient à Paris. La voix est de nouveau perdue. Elle s'est perdue pendant le cours d'une attaque cholériforme (diarrhée, vomissements bilieux).

Nouvelles électrisation interne. Rejet d'une grande quantité de mucosités bronchiques filtrantes et visqueuses. Les cordes vocales rouges redeviennent instantanément blanches, la voix revient complétement et ne se perd plus jusqu'au 15 octobre, date de son départ.

10 novembre. — La voix est toujours bonne ; le larynx est sain. L'état général et la sensibilité nerveuse est moins prononcée depuis que la malade suit un traitement hydrothérapique qui lui a été prescrit.

Obs. II. — Aphonie hystérique; hoquet persistant; écartement des cordes vocales inférieures; électrisation interne et externe; aucune amélioration.

La nommée M. V. âgée de 24 ans journalière à Roinville consulte le D^r Ch. Fauvel le 2 juin 1872 pour une aphonie complète et un hoquet qui persiste depuis six semaines.

La malade est brune, forte, assez grande et bien réglée. Elle prétend n'avoir jamais eu ni attaques de nerfs ni pertes de connaissance. Pas de sensation de boule hystérique.

Au mois de mars 1872, elle fut prise d'un rhume violent à la suite duquel sans cause appréciable, elle perdit subitement la voix. Depuis cette époque elle n'a plus parlé qu'en voix de chuchotement.

Elle ne souffrait d'ailleurs aucunement lorsque il y a 6 semaines environ, elle fut prise d'un hoquet qui persista pendant trois jours. Six jours après, il reparut pendant deux autres jours, enfin il disparut encore une fois pendant deux jours pour revenir d'une façon définitive. Ce hoquet est bruyant, il ressemble plutôt à un aboiement qu'à un véritable hoquet. On sent très-bien le diaphragme se contracter.

La malade nous dit que les efforts que ces contractions nécessitent lui donnent de temps à autre des convulsions dont nous n'avons d'ailleurs pas été témoin. Il disparaît complètement la nuit, ce qui d'abord nous fit penser à de la simulation. Ayant interrogé à part la parente qui accompagnait la malade, celle-ci nous dit que V. n'avait aucun intérêt à cette simulation.

Depuis l'apparition de cette singulière affection, il y a un amaigrissement assez marqué et un affaiblissement général prononcé. La respiration ne se fait pas normalement, et de temps à autre il y a des étouffements.

Au laryngoscope, tout le larynx est sain et ne présente aucune rougeur ; les cordes vocales inférieures sont blanches et nacrées, mais elles restent écartées comme on les trouve dans la respiration tranquille et, chose remarquable, elles se rapprochent ainsi que les cordes supérieures par les efforts nécessités par la toux. Ceci tend encore à nous faire croire à de la simulation.

Rien à noter du côté de la poitrine ni au cœur. La malade est mise au bromure de potassium à la dose de 6 grammes par jour, en solution à prendre par cuillerées à café toutes les 1/2 heures.

Avant le repas, quatre gouttes de teinture alcoolique de noix vomique. Tous les matins une douche froide de 30 secondes.

Electrisations internes et externes.

Ce traitement suivi pendant dix jours consécutifs n'amène aucune amélioration.

L'hydrothéraphie est continuée ainsi que le bromure de potassium. On ajoute au traitement des préparations belladonées et M. le Dr Chéron veut bien traiter la malade par les courants continus.

Sous l'influence de l'électrisation faite au niveau des attaches du diaphragme, le hoquet se ralentit mais ne disparaît pas. Enfin, après un mois de ce traitement, infructueusement suivi, malgré des injections de morphine faites au niveau du creux épigastrique, malgré de violents révulsifs appliqués sur la peau, la malade repart dans son pays exactement dans le même état que le jour de son arrivée.

Nous croyons pouvoir ranger cette observation dans la classe des paralysies hystériques et avoir eu affaire en ce cas à une affection analogue aux hémiplégies de même nature qui disparaissent subitement d'elles-mêmes.

Nous sommes d'autant plus fondés à admettre cette manière de voir, que le Dr Martin, qui avait adressé cette malade à M. Fauvel, nous a annoncé depuis sa guérison complète et spontanée.

Obs. III. — Paralysie des deux cordes vocales inférieures de nature nerveuse ; apparitions successives de l'affection sous l'influence du froid, de la grossesse, de contrariétés ; électrisations ; traitement tonique ; guérison.

M⁰ B... G..., âgée de 33 ans consulte le Dʳ Ch. Fauvel le 4 avril 1873. Elle est châtain foncé, grande, élancée, pâle. Cette dame a eu cinq enfants, le premier à l'âge de 18 ans. Quatre de ces enfants sont vivants, le cinquième, une petite fille de 12 ans, est morte il y a 14 mois de phthisie galopante.

En 1866 pendant le cours d'une grossesse Mᵐᵉ G... perdit subitement la voix, sans cause appréciable et la recouvra tout à coup dix jours après la délivrance. Vers le septième mois de cette grossesse, pendant la durée de laquelle elle maigrit beaucoup, il survint un grand amaigrissement et il y eut une attaque de fièvre intermittente revenant tous les deux jours à deux heures de l'après-midi, et qui céda à l'administration du sulfate de quinine.

Pendant la grossesse même, l'aphonie fut combattue par un vésicatoire au devant du cou, par deux saignées du bras, par des respirations d'éther, par le goudron, l'huile de croton sur la poitrine, tout cela sans résultat.

Avant 1866 la santé était très-bonne et malgré son état de grossesse la malade a attribué son extinction de voix à un refroidissement brusque.

A partir de 1866 M⁰ G..., perdit la voix plusieurs fois par hiver et cela pendant un ou deux jours.

En 1870 elle eut une grossesse très-heureuse sans perte de voix ni fièvre.

Au mois de septembre 1872, rhume très-intense, affaiblissement très-marqué de la voix pendant 2 jours, le troisième, aphonie. Depuis ce temps, suffocations, palpitations de cœur, perte de l'appétit et du sommeil, sensation de gonflement de chaque côté du cou, sur le trajet des récurrents. Pas de toux.

La voix est revenue pendant un jour le 1ᵉʳ janvier à la suite d'une vive contrariété. Elle disparut de nouveau le lendemain.

Amaigrissement assez notable depuis le mois de septembre, essufflements surtout eu montant les escaliers, froid aux extrémités, Leucorrhées. Depuis 6 mois les règles sont peu abondantes (3 jours au lieu de 7), sensations de fatigue subite dans les genoux et les bras, toujours suivies d'une attaque de nerfs.

Les traitements les plus variés ont été employés. La malade n'a cependant pris que très-peu de bromure de potassium, et il n'y a que quinze jours qu'elle prend du phosphate de fer.

Au laryngoscope, on trouve une décoloration assez marquée de toute la muqueuse du larynx. Les cordes vocales inférieures ne peuvent se rapprocher; elles sont légèrement rosées et détendues.

M. Fauvel prescrit l'exercice à la malade.

Bromure de potassium 6 grammes par jour en deux fois.

· Tous les jours une douche froide de 30 secondes suivie d'une friction sèche.

Electrisations internes et externes.

Ce n'est qu'à la onzième électrisation que la voix reparut.

Sous l'influence du traitement général, la santé s'améliore; la malade peut marcher, se promener, les palpitations de cœur et les essoufflements disparaissent.

Au bout de vingt électrisations la voix qui se reperdait quelque temps après l'excitation, demeure permanente, et la malade repart guérie.

OBS. IV. — Paralysie nerveuse des deux cordes vocales inférieures, déterminée par une peur violente; aphonie complète; électrisation interne et externe; retour complet de la voix.

Mlle X..., de Lunéville, âgée de 17 ans consulte le Dr Ch. Fauvel le 16 juin 1873. Elle est complètement aphone depuis 11 mois. A cette époque elle perdit subitement la voix en voyant son père blessé, perdre une grande quantité de sang. Jamais elle n'a pu faire entendre le moindre son depuis ce moment. Elle parle en voix de chuchotement. La toux est sonore, et des efforts assez considérables peuvent être faits sans trop de fatigue.

Cependant, la santé générale de la jeune malade laisse beaucoup à désirer. Elle est grande, un peu maigre et très-lymphatique. Elle est en même temps un peu anémique. D'un tempérament très-nerveux, elle n'a cependant jamais eu d'attaques de nerfs proprement dites; elle n'a pas de sensations de boule hystérique, mais elle pleure et elle rit avec une extrème facilité. On ne trouve rien à noter à l'examen de la poitrine. D'ailleurs la malade n'a jamais craché de sang et ne tousse pas.

Au laryngoscope, on trouve les deux cordes vocales inférieures écartées, légèrement rosées et ne faisant pas le moindre mouvement pendant les efforts de phonation pour prononcer la lettre è.

Le reste du larynx est sain : la muqueuse paraît être légèrement décolorée.

L'examen est rendu très-facile par suite de l'insensibilité complète du pharynx.

Nous retrouvons d'ailleurs cette insensibilité aux bras et sur le dos des mains où il y a certainement de l'analgésie.

Dès la première application de l'électricité sur le trajet des récurrents, la malade peut prononcer quelques mots à haute voix, pendant le passage même du courant.

Le lendemain, 17 juin, électrisation interne avec le réophore double. La voix revient instantanément bonne, et au laryngoscope, nous constatons que les cordes vocales inférieures qui, un instant auparavant étaient rosées, sont redevenues blanches, bien tendues et se rapprochant complétement.

La malade est forcée de partir pour Lunéville.

On lui prescrit le bromure de potassium, 4 grammes par jour. Sirop d'iodure de fer. Douche froide tous les deux jours. Tous les jours, électrisation sur le trajet des nerfs récurrents.

Un mois plus tard, la malade écrivait qu'elle était complétement guérie.

OBS. V. — Défaut d'action musculaire de l'ary-aryténoïdien ; défaut de rapprochement des cordes inférieures à leur partie postérieure.

Le 26 août 1872, nous examinons au laryngoscope Mlle P. Ch..., âgée de 9 ans 1[2. Cette enfant, bien constituée, blonde, lymphatique, dans de bonnes conditions hygiéniques, n'a eu, comme maladie d'enfance, que la rougeole. Depuis le moment de sa naissance, elle a la voix rauque et dure, mais seulement lorsqu'elle fait entendre des sons à voix ordinaire ; lorsqu'au contraire elle veut crier, elle ne fait plus entendre aucun son, ce qui étonnait toujours les parents, avant que l'enfant parlât.

Aujourd'hui, la voix parlée est rauque, ainsi que nous le disions plus haut et le cri est toujours impossible. Lorsque l'enfant veut appeler quelqu'un, l'on n'entend plus qu'un sifflement.

La petite malade ne souffre aucunement ; elle ne tousse pas, la respiration se fait avec facilité, on ne trouve d'ailleurs rien à la poitrine.

Elle se prête très-bien à l'examen laryngoscopique qui, chez elle, se fait avec une grande facilité, car l'épiglotte est très-relevée, ce qui est très-rare chez les enfants.

La coloration de tout le larynx est normale ; les cordes se meuvent avec facilité et se rapprochent très-bien dans leurs deux tiers antérieurs.

Le tiers postérieur, au contraire (glotte inter-cartilagineuse), reste béant malgré les efforts de phonation, ainsi que cela se passe lorsqu'une tumeur existe dans l'espace inter-aryténoïdien.

Chez la petite malade, cet espace est parfaitement libre. Il n'y a, selon nous, qu'une seule façon d'expliquer ce défaut de rapprochement des cordes, c'est le manque d'action de l'ary-aryténoïdien qui fait subir aux deux aryténoïdes un déplacement en totalité sur la surface articulaire cricoïdienne, mouvement de glissement qui tend à mettre en rapport les deux faces internes des deux cartilages, et par conséquent leurs apophyses antérieures internes où s'insèrent les cordes vocales inférieures.

Il n'y a dans ce cas aucun traitement actif à prescrire et nous recommandons à la mère de l'enfant de lui faire faire de la gymnastique vocale ou la faisant solfier sur les différentes voyelles. Nous n'avons plus eu de nouvelles de la malade.

Obs. VI. — Paralysie incomplète des deux cordes vocales inférieures ; défaut d'action musculaire résultant d'une anémie profonde entretenue par des pertes de sang fréquentes ; cessation des hémorrhagies ; traitement tonique ; électrisations ; guérison.

Mme S.. . de New-York, âgée de 42 ans, consulte le Dr Ch. Fauvel le 23 septembre 1873. La malade, d'une faiblesse extrême, très-maigre et très-pâle, est complétement aphone depuis trois ans. La voix s'est perdue petit à petit à la suite d'une bronchite très-intense. Depuis plusieurs années déjà, la malade souffrait d'hémorrhagies rectales déterminées et entretenues par un polype. Ce polype fut enlevé par le Dr Hemet, de New-York, mais incomplétement, de telle sorte que les hémorrhagies, tout en étant moins abondantes, persistent toujours. Aujourd'hui encore, elles se reproduisent de temps à autre.

A l'auscultation de la poitrine, on trouve la respiration normale des deux côtés; le cœur ne présente rien de particulier à noter. Les digestions se font mal, et d'ailleurs l'appétit est presque nul·

La malade n'a jamais présenté aucun symptôme d'hystérie.

Lorsque l'on fait l'examen de la gorge, ce qui frappe tout d'abord c'est la décoloration du voile du palais.

La muqueuse du larynx est elle-même extrêmement pâle, les cordes vocales inférieures sont blanches, mais, malgré les plus grands efforts produits par la malade, ne peuvent arriver à se rapprocher. Les aryténoïdes font bien un léger mouvement de bascule, mais ne pivotent pas sur leur axe. Il y a là un défaut d'action très-manifeste des crico-aryténoïdiens latéraux.

Sous l'influence de l'électricité appliquée extérieurement sur le trajet des récurrents, les mouvements de bascule des aryténoïdes, mouvements qui se font sous l'influence de la contraction de l'ary-aryténoïdien sont légèrement accentués, mais là se borne l'action de l'agent thérapeutique.

Ce défaut d'action musculaire ne peut être rapporté qu'à l'état anémique profond de la malade. La première indication à remplir est donc de soumettre Mme S... à un examen approfondi pour amener la cessation des hémorrhagies rectales.

Cet examen, pratiqué par M. le Dr Chéron, donne les résultats suivants :

A 5 centimètres à peu près de l'ouverture anale, sur la paroi postérieure de l'intestin, on trouve un polype de la grosseur d'une noix, de consistance élastique, paraissant être ulcéré à sa surface, ce que confirme l'examen fait avec le spéculum. Cette tumeur est mal pédiculée. Elle ne paraît pas être de mauvaise nature, ce que semblent indiquer les symptômes accusés par la malade, son état général, qui tout en étant mauvais, n'est pas celui d'une cachectique, et enfin la durée même de l'affection.

Cette tumeur est enlevée le 30 septembre à l'aide de l'écraseur.

Il n'y a pas d'hémorrhagie consécutive. Le 12 octobre, la cicatrisation est complète. Le calibre de l'intestin n'est pas diminué. Il n'y a pas eu de perte de sang.

L'état de la malade s'améliore chaque jour, mais la voix ne revient pas encore.

28 octobre. Les électrisations sont recommencées. Elles sont faites à l'aide de l'excitateur double porté directement dans le larynx. La malade est soumise en même temps à un traitement tonique énergique. Préparations de fer. Teinture de noix vomique. Hydrothérapie. Les électrisations sont continuées chaque jour jusqu'au 15 novembre.

15 novembre. La malade peut faire entendre quelques mots à haute voix. Les aryténoïdes se meuvent avec facilité, mais les cordes vocales sont encore détendues et flasques.

Ce n'est que le 30 novembre que la voix est complétement revenue. La malade a repris de l'embonpoint et des couleurs ; ses forces sont revenues et elle peut faire à pied des promenades.

Elle part en Angleterre au mois de décembre et au mois de janvier, de retour à New-York, elle écrivait que sa santé était complétement rétablie.

Obs. VII. — Paralysie par anémie datant de 3 ans; électrisations; régime tonique; guérison (observation communiquée à M. le Dr Tissot et rapportée dans sa thèse).

Mme B.:,, âgée de 35 ans, est atteinte d'une aphonie complète qui s'est déclarée subitement il y a trois ans.

La malade n'a jamais craché de sang. Pas de toux. La respiration, au début de la maladie, était pénible, surtout la nuit. Actuellement, elle est bonne.

La santé générale, qui était d'abord languissante, est revenue à un état satisfaisant.

Au commencement de la maladie, Mme B... était sujette aux maux de gorge et présentait à gauche un point de côté assez douloureux. Rien à noter à l'auscultation. L'aphonie est survenue à la suite d'une perte utérine très-intense qui occasionna une syncope d'une heure. Cette perte survint sans raison aucune, au milieu d'une parfaite santé. La malade avait eu ses règles moins d'un mois auparavant. Pas de souffrances dans le larynx. Les cordes

4

vocales inférieures sont très-blanches, mais ne se rapprochent pas. Le reste du larynx est sain.

On électrise la malade régulièrement pendant un mois sur le trajet des récurrents. On la soumet à une médication ferrugineuse et hydrothérapique. Actuellement, la voix est revenue complétement.

Obs. VIII. — Paralysie complète de la corde vocale inférieure droite probablement de nature syphilitique? électrisation; traitement par l'iodure de potassium; amélioration très-sensible de la voix.

Mme B..., âgée de 43 ans, est adressée au D^r Ch. Fauvel le 12 mars 1873 par M. le Dr Bouland. Cette femme, grande, brune, femme de chambre, est d'une constitution vigoureuse. Il y a quatre mois environ, à la suite d'un rhume violent, survenu en même temps que l'arrêt des règles par immersion des mains dans l'eau froide, la voix commença à s'altérer légèrement.

Bien que le rhume fût complétement passé, il survint à la même époque des quintes de toux violentes pendant lesquelles la malade devenait violette et vomissait les aliments ingérés. Ces quintes de toux, très-fortes le jour, disparaissaient presque complétement la nuit. De chaque côté du larynx, sensation très-vive de piqûre.

A la même époque, la malade accuse un engourdissement très-marqué du bras droit, qu'elle croit être de nature rhumatismale. Petit à petit, ces douleurs disparurent, ainsi que l'engourdissement du bras ; les quintes de toux devinrent de moins en moins fréquentes, mais la voix s'altéra plus profondément et il survint une légère dyspnée. Ce sont ces symptômes qui l'ont décidée à consulter.

Aujourd'hui, 12 mars, la voix est loin d'être aussi bonne qu'elle était anciennement. Elle est dure, un peu rauque, et il arrive souvent à Mme B... de ne pouvoir finir un mot commencé ; autrement dit, elle commence un mot à voix haute et le termine en voix de chuchotement.

Au laryngoscope, on trouve toute la partie supérieure du larynx complétement saine. Toute la muqueuse laryngée a sa coloration normale, et les différentes parties qui constituent le larynx sont dans leurs rapports lorsque la malade donne le son è. Lorsqu'au contraire elle reprend sa respiration, on voit alors que la corde vocale inférieure droite est complétement paralysée. En effet, au lieu de s'écarter, comme sa congénère, de la ligne médiane, elle reste immobile, diminuant de moitié l'aire de la glotte. Il est à remarquer que dans ce cas, la coloration de la corde malade est parfaitement semblable à celle de la corde gauche, ce qui nous fait penser immédiatement que le thyro-aryténoïdien ne prend pas part à la paralysie.

Pendant les mouvements de la respiration, le cartilage aryténoïde droit est complétement immobile.

Quelle est la cause de cette paralysie ?

A l'examen du cou, nous ne trouvons que quelques ganglions sous-maxillaires insignifiants. Le corps thyroïde est peu volumineux.

Du côté de la poitrine, bien que la malade accuse de l'oppression, nous ne trouvons rien à noter soit à la percussion, soit à l'auscultation. Nous rattachons donc la gêne de la respiration à la diminution de surface de l'aire respiratoire, en même temps que les muscles inspirateurs sont forcés de fournir un travail double pour suppléer à ce défaut. Rien dans les médiastins, rien non plus du côté du cœur. Le tronc brachio-céphalique et la sous-clavière droite ne paraissent pas être atteints. Le pouls est parfaitement régulier et semblable des deux côtés.

La paralysie est-elle rhumatismale ? Nous le croyons encore moins, car, dans ce cas, il faudrait admettre cette lésion comme étant la seule manifestation de la diathèse. Enfin, nous ne la croyons pas hystérique, car dans ces sortes de paralysies, les deux cordes sont également affectées.

En interrogeant la malade, elle nous dit avoir eu la syphilis il y a vingt ans. A cette époque, elle eut des ulcérations du voile du palais dont on peut encore voir des traces. Elle eut des croûtes dans les cheveux qui tombèrent beaucoup. Elle eut des taches sur le corps. Enfin, elle fit une fausse couche de 6 mois. L'enfant vint mort, et il y avait déjà plusieurs semaines qu'elle ne le sentait plus remuer.

Il y a cinq ans, elle eut quelques nouvelles manifestations. Croûtes dans les cheveux, ulcération de l'aile du nez, plaies à la jambe gauche.

Tout cela disparut rapidement sous l'influence d'un traitement qu'elle ne peut spécifier.

Ne pouvant rattacher sa paralysie à aucune autre cause, nous croyons devoir en faire une paralysie syphilitique et la malade est mise à l'iodure de potassium et aux électrisations sur le trajet des nerfs récurrents.

Sous l'influence de ce traitement, il revint quelques mouvements dans l'aryténoïde. La corde put s'écarter légèrement de la ligne médiane et la voix revint complétement. La gêne de la respiration demeura ce qu'elle était par le passé. Trois semaines plus tard, la malade, que nous désirions suivre, ne revint plus.

Obs. IX. — Paralysie complète de la corde vocale gauche qui reste complètement immobile sur la ligne médiane ; raucité de la voix qui est cependant encore assez forte ; antécédents syphilitiques ; traitement mercuriel et iodé ; amélioration très-sensible.

M. V..., capitaine, âgé de 34 ans, s'aperçoit que depuis un an déjà, sa voix s'altère chaque jour davantage. Aujourd'hui, quoiqu'il puisse se faire entendre pour commander, la voix est extrêmement rauque. De plus, il se plaint de ne pouvoir courir ou monter un escalier sans faire entendre un bruit de cornage assez fort. Cependant, il ne souffre pas de la poitrine, il tousse et n'a pas d'expectoration.

Il y a douze ans, il contracta un chancre infectant à la suite duquel il eut de la roséole et des plaques muqueuses sur les amygdales et sur le voile du palais. Il suivit alors un traitement par les pilules de Ricord et par l'iodure de potassium. Il n'a jamais revu d'autre manifestation de l'infection vénérienne, que des croûtes dans les cheveux qui existent encore maintenant.

A l'examen laryngoscopique, nous trouvons une paralysie complète de la corde vocale inférieure gauche, qui est immobile sur la ligne médiane. La corde paraît être bien tendue ; son bord libre, en effet, est rectiligne et toute la muqueuse de l'organe vocal est parfaitement saine.

En présence de cette paralysie, qui ne s'annonce que par très-peu de symptômes généraux, nous pensons de suite à un anévrysme de l'aorte ou à des ganglions péri-bronchiques comprimant le récurrent sur son trajet. Nous ne trouvons aucune trace de ces différentes affections. Pas de tumeur du médiastin, pas de tumeur du cou.

En examinant le malade nous remarquons que la pupille de son œil droit est très-contractée et complétement immobile ; on a beau approcher ou éloigner une lumière de cet œil, elle conserve sa dimension. En même temps, la vue est beaucoup affaiblie de ce côté. Le malade nous apprend que sa pupille présente cet état depuis le jour où sa voix a commencé à s'altérer.

Nous cherchons alors s'il n'y aurait pas une paralysie de la sensibilité. La joue droite est complétement insensible à la douleur seulement.

En raison de l'absence de symptômes d'affections thoraciques, et par le fait même que le malade nous avoue qu'il a eu la syphilis, et que nous trouvons dans la tête des croûtes que nous jugeons être impétigineuses, nous portons le diagnostic de paralysie laryngée de cause syphilitique. C'est encore à la syphilis que nous attribuons la paralysie évidente du muscle ciliaire. Cependant, dans la crainte d'une erreur de diagnostic, M. Fauvel prie M. le Dr A. Fournier de vouloir bien examiner le malade.

De même que M. Fauvel, celui-ci est absolument d'avis qu'il faut de suite éliminer toute idée d'affection de l'aorte ou des ganglions intra-thoraciques. Tout en admettant que la paralysie du muscle ciliaire puisse être produite sous l'influence d'une lésion du grand sympathique, il conclut à la nature spécifique de la paralysie vocale et conseille les frictions mercurielles, l'iodure de potassium à hautes doses, les sudations, et en même temps l'électrisation de la corde paralysée.

Le malade suit pendant deux mois consécutifs ce traitement. Tous les huit jours, les frictions mercurielles étaient interrompues pendant cinq jours.

Dès la seizième électrisation, la voix s'était déjà améliorée, et le 4 avril l'aryténoïde du côté malade commençait à faire quelques légers mouvements.

Cette amélioration alla progressivement en augmentant jusqu'au mois de juin.

Le malade est revu le 26 de ce mois. La voix est bonne, et quoique la corde ne fonctionne pas encore normalement, tout permet d'espérer une guérison absolue. La gêne de la respiration et le cornage ont complétement disparu. La pupille droite est toujours aussi contractée que par le passé et l'insensibilité de la joue droite est exactement la même.

Obs. X. — Dysphonie, datant de deux ans, causée par la paralysie des adducteurs de la corde vocale gauche, chez un sujet syphilitique. (Mackenzie.)

Sara H., âgée de 30 ans, modiste, fut amenée en janvier 1867 à l'hôpital des maladies de la gorge pour une affection de cet organe. Elle nous dit que dix ans auparavant, peu de temps après son mariage, elle fut atteinte de syphilis. Ses deux premiers enfants moururent à peine nés. Depuis, elle a eu trois enfants qui se portent bien. Il y a deux ans, elle a eu une affection ulcéreuse de la gorge, et en même temps une large ulcération du voile du palais et la voix devint rauque.

Habituellement, grande gêne pour la déglutition des liquides.

Toutes les médications ont été employées en vain : inhalations de vapeur, de chaux ; pulvérisations diverses; applications locales de l'électricité : iodure de potassium à hautes doses.

Obs. XI. — Paralysie diphthéritique du larynx, précédée de paralysie complète du voile du palais et suivie de paralysie incomplète du bras droit; guérison.

Le 12 mai 1876 Mme S... vint à l'hôpital Saint-Louis consulter M. le Dr Péan pour une angine au début. Depuis huit jours déjà, la malade, âgée de 35 ans, grande et forte, est prise d'un rhume de cerveau très-intense, l'air ne passe plus par les fosses nasales et celle du côté gauche est très-douloureuse.

A l'inspection de la gorge, on trouve les piliers extrêmement rouges et les deux amygdales sont tuméfiées et couvertes d'un enduit pultacé. La malade a la peau très-chaude et des frissons. Elle ne veut pas entrer à l'hôpital ; on lui prescrit un vomitif.

14 mai. Le vomitif n'a produit aucune amélioration : l'état général de la malade est toujours mauvais; fièvre très-intense. Les amygdales sont couvertes de fausses membranes épaisses ayant absolument l'aspect couenneux. La respiration est difficile, mais il n'y a pas de dyspnée à proprement parler. La voix est simplement un peu rauque. Badigeonnages au nitrate d'argent, à la teinture d'iode et au perchlorure de fer ; gargarismes d'eau de chaux et d'eau de guimauve et de pavot. A l'intérieur, chlorate de potasse ; extrait mou de quinquina ; vin ; lait.

Le 15. La malade, en faisant des efforts pour se moucher, mouche une fausse membrane de la longueur du petit doigt et qui araît être moulée sur un des cornets. Cette expulsion est suivie d'une légère perte de sang.

Chaque fois que les cautérisations sont faites dans la gorge, il y a expulsion de fausses membranes dont les plus larges sont de la grandeur de l'ongle. Ces cautérisations sont fort douloureuses.

La fièvre persiste, la respiration est de plus en plus gênée, la voix est complétement éteinte.

Le Dr Péan est appelé en consultation dans la nuit du 15 au 16 ; il conseille à la malade de se faire transporter à l'hôpital Saint-Louis, car il est d'avis que si de nouvelles attaques de suffocation survenaient, il deviendrait nécessaire de faire la trachéotomie.

Le 16. Le D^r Ch. Fauvel voit la malade. La fièvre a un peu diminué, mais la respiration est toujours très-difficile ; cependant le pouls est assez fort et l'état général semble se remonter. Du côté du poumon il n'y a rien à noter. La respiration est faible, mais il n'y a pas de râles. La toux, peu fréquente, est rauque et dure par moment, lorsqu'elle a rendu des fausses membranes. Autrement, elle est aphone. Les ganglions du cou sont volumineux et très-douloureux.

La même médication est suivie. De plus, applications de jus de citron sur les amygdales.

Les 17, 18, 19. Même état. Les suffocations sont de moins en moins fréquentes ; l'appétit commence à reparaître, mais la déglutition est extrêmement douloureuse, non-seulement parce que les aliments un peu solides frottent sur des surfaces dénudées, mais encore parce qu'une partie des liquides sont rejetés par le nez.

L'état général de la malade se rétablit petit à petit, mais la voix ne revient toujours pas.

Le 25 Il n'y a plus de fausses membranes sur les amygdales ni dans le pharynx. Le larynx paraît s'être aussi dégagé, car la respiration est bonne maintenant mais la voix est toujours rauque. La malade, qui a maintenant de l'appétit, est très-faible et a beaucoup maigri.

12 juin. Le rétablissement est complet, mais la voix est toujours dure et rauque, ce qui inquiète beaucoup la malade.

Le 14. La voix est encore plus mauvaise, car il est survenu une paralysie complète du voile du palais. Les solides et les liquides

reviennent par le nez. A ce moment, je pratique l'examen laryngoscopique.

Les cordes vocales inférieures sont rouges et tuméfiées, mais
elles se rapprochent bien. Toute la muqueuse laryngée est très-
rouge.

La paralysie du voile du palais est combattue par l'électricité,
par la teinture de noix vomique, et par les toniques. Elle cède au
bout de douze jours environ.

Quelques jours après sa disparition, la voix se perd complètement.

A l'examen laryngoscopique, je trouve les cordes un peu moins
rouges que lors de mon premier examen, mais les cordes qui, à
cette époque, se rapprochaient complétement, restent maintenant
béantes pendant les efforts de phonation. Il y a manifestement
paralysie, paralysie portant sur les crico-aryténoïdiens latéraux
   probablement sur les thyro-aryténoïdiens et les ary-aryténoïdiens. En même temps, les glandes de l'espace inter-aryténoïdien
semblent être tuméfiées.

Pendant quinze jours consécutifs, je touche le larynx avec une
une solution 1[30 de nitrate d'argent. Quelquefois je fais une
application de teinture d'iode.

A trois reprises différentes, je fais une électrisation externe. Au
bout de ce temps, les cordes vocales inférieures sont redevenues
blanches et se rapprochent très-bien. La voix est complétement
revenue.

C'est pendant le cours de ces quinze jours qu'apparut une paralysie incomplète du bras droit.

Dans ce bras, la paralysie de la sensibilité est complète ; la
malade ne sent pas les objets qu'elle touche.

La motilité n'est pas abolie, mais elle est considérablement
diminuée.

Le traitement général tonique, continué pendant deux mois
consécutifs, a fait disparaître tous les symptômes, et aujourd'hui
la guérison est complète.

Obs. XII (Mackenzie). — Dysphonie, datant de 14 mois, occasionnée par
la paralysie des adducteurs de la corde vocale gauche, à la suite d'une
diphthérie; guérison par l'électrisation de la corde vocale.

Patrick O., âgé de 19 ans, me fut envoyé en avril 1863, mais je
ne commençai le traitement que vers la fin de mai.

Il nous dit qu'en mars 1861 il a eu une attaque de diphthérie.
Depuis ce temps, il a toujours éprouvé une grande difficulté à
parler à voix haute, et que lorsqu'il veut crier sa voix est toujours
étranglée.

En examinant la gorge, les piliers et le voile du palais semblent
atrophiés. Sur la paroi postérieure du pharynx une grande quantité
de mucosités épaisses.

En appliquant le laryngoscope et en invitant le malade à dire la
lettre è, on voit que la corde vocale droite vient bien jusque sur la
ligne médiane; la gauche, au contraire, vibre lentement et n'af-
fronte pas complétement sa congénère. Le son produit est faux et
il est nécessaire de faire un grand effort pour produire un son
grêle.

Avant son attaque diphtéritique, le malade nous assure qu'il
possédait une voix haute et forte.

Aussitôt après l'application de l'électricité, le malade put parler
distinctement à voix haute et basse. Bientôt elle redevint basse
et rauque.

Les applications électriques furent continuées tous les deux ou
trois jours, pendant deux mois, après lesquels la voix revint et la
corde put se mouvoir parfaitement. Aucun traitement général ne
fut employé dans ce cas.

Obs. XIII (Mackenzie). — Aphonie persistante depuis 10 mois, à la suite
d'une diphthérie; paralysie partielle de l'adducteur droit; guérison par
l'application directe de l'électricité sur le muscle affecté.

M. Charles E..., âgé de 19 ans. habitant Brighton, fut confié à
mes soins le 15 juin 1865. Il me dit qu'à la fin de juillet 1864, il a
souffert d'une grave atteinte de diphthérie, et qu'après la période
aiguë de cette affection il a souffert d'une grande gêne de la déglutition et de la perte complète de la voix. Actuellement, la déglu-

tition est rétablie en grande partie, bien qu'il ait encore des accès de toux qui lui surviennent quand il avale de travers. Cet accident est surtout plus fréquent lorsqu'il boit. D'après les ordonnances qu'il me montre, je vois qu'il a pris du fer, du quinquina, et de la strychnine dans les derniers temps. Enfin, il me dit que depuis six semaines on lui a fait chaque jour des applications externes d'électricité.

La voix n'a cependant pas été améliorée. L'examen laryngoscopique me montre une légère paralysie des adducteurs de la corde vocale droite.

Le malade ne peut suivre régulièrement qu'en août le traitement que je luis prescris. Le 16 de ce mois je commençai à appliquer le courant électrique sur le muscle affecté, en introduisant l'un des pôles dans le larynx.

Cette opération fut répétée tous les jours jusqu'au 10 septembre. A cette époque, le malade fut en état d'articuler les mots qu'il ne pouvait, auparavant, ne prononcer qu'en chuchotant. Dix jours plus tard, la voix haute qui, auparavant, était exceptionnelle, est devenue la règle et, à la fin d'octobre, le malade pouvait parler en voix forte, claire, me semblant parfaitement naturelle.

Il lui semble que le timbre est un peu différent de celui qu'il avait avant sa maladie.

L'action de la corde vocale est parfaitement normale.

Obs. XIV (Mackenzie). — Paralysie des adducteurs de la corde vocale droite avec aphonie, datant de 6 mois (intoxication saturnine chronique); guérison par l'application directe de l'électricité sur les muscles affectés.

W. H. peintre, âgé de 31 ans, fut amené à l'hôpital des maladies de la gorge en décembre 1865. La voix était perdue depuis 5 mois.

Il affirme que depuis 4 ans, il est très-sujet aux coliques saturnines, et que en juillet 1865 il a été atteint d'une paralysie de la main droite. Il a été traité pour cette infirmité à Middlesex hôpital, et il a entièrement retrouvé la force de sa main. Le malade est pâle et grêle, mais il n'a pas l'aspect cachectique que l'on trouve si souvent chez les saturnins.

On peut voir distinctement sur ses gencives le liseré caractéristique de l'intoxication par le plomb.

En pratiquant l'examen larynoscopique, on voit que l'adduction de la corde droite est complétement annulée.

Je prescris au malade du quinquina et de l'iodure de potassium et des applications électriques sur les muscles affectés, l'un des pôles de la pile étant introduit dans le larynx et l'autre placé extérieurement sur cet organe.

A partir de la troisième séance, le malade fut en état de parler à voix fausse et âpre. Pendant deux mois les électrisations furent continuées un jour sur trois jusqu'à ce que l'action de la corde fût complétement rétablie et que la voix fut totalement retrouvée.

OBS. XV. — Paralysie complète de la corde vocale inférieure gauche par compression du récurrent par un anévrysme de l'aorte ; raucité très-marquée de la voix.

M. L..., âgé de 47 ans, vétérinaire à Paris est grand et fort. Il est bien constitué, et a depuis 4 ans des accès du goutte fréquents, et d'une grande violence.

Il y a un mois à peu près, sa voix devint subitement couverte, sans cause appréciable ; l'enrouemeut dans l'espace de trois jours fit de notables progrès, de telle sorte, que le quatrième jour, la voix était presqué éteinte. Aujourd'hui 23 juillet, elle est devenue en peu plus forte, mais elle est rauque et dure.

Jusqu'au 18 juillet, il n'y eut ni toux, ni expectoration et l'état général était bon. D'ailleurs M. L..., était à Vichy où il suivait un traitement anti-goutteux.

Le 19 juillet, le malade fut pris subitement d'accès de toux très-intenses qui existent encore aujourd'hui et que l'ont surtout décidé à consulter.

Ces accès reviennent surtout la nuit et seulement lorsque M. L.., est couché sur le côté gauche. En changeant de côté, l'accès s'éteint petit à petit.

Depuis 3 jours il y a une expectoration un peu puriforme.

Sifflements d'oreilles accentués surtout du côté gauche. De ce côté l'audition est beaucoup moins bonne.

A l'auscultation de la poitrine, on trouve le murmure respiratoire plus faible à gauche qu'à droite, en même temps, à la partie postérieure de la poitrine, entre les deux épaules, on entend les bruits du cœur très-marqués et très-forts.

A la percussion, on trouve en avant, à la région du cœur une matité qui remonte jusqu'à la fourchette du sternum. Pas de double centre de battements.

A l'auscultation, les bruits du cœur au niveau de la pointe sont normaux, on entend un bruit de souffle double, mais éloigné et allant en s'accentuant à mesure que l'on remonte vers la base. Au niveau de la base, des claquements valvulaires sont rudes et le bruit de souffle que l'on entendait à la pointe est très-accentué. Il atteint son summum au niveau de la fourchette du sternum. Les bruits sont d'ailleurs bien rhythmés, et les deux pouls battent bien à l'unisson. Le gauche est plus faible que le droit. En un mot, M. L..., présente tous les signes manifestes d'un anévrysme de l'aorte.

Au laryngoscope, nous trouvons tout le larynx sain, sauf la corde vocale inférieure gauche, qui, quoique blanche, paraît être raccourcie et reste absolument immobile sur la ligne médiane.

Malgré les plus grands efforts de phonation, les deux bords libres des cordes ne se rapprochent pas très-complètement, ce qui fait que la voix est rauque.

D'autre part, la diminution de l'aire glottique rend la respiration difficile, le malade fait entendre un bruit de cornage marqué extrêmement gênant d'ailleurs pour pratiquer l'examen de la poitrine.

Bien que M. L..., accuse des antécédents syphilitiques qui remontent à 18 ans, bien que l'on trouve sur le côté gauche du cou, un engorgement ganglionnaire assez marqué, nous n'hésitons pas à rapporter la paralysie à la compression du récurrent par un anévrysme de l'aorte.

Cependant, nous faisons quelques réserves et nous prescrivons au malade de prendre soir et matin un gramme d'iodure de potassium dans un verre d'eau. Nous revoyons le malade trois fois dans l'espace de deux mois, il ne s'est produit aucune amélioration. Les quintes de toux sont tout aussi violentes, ce que nous attribuons à la compression et à l'irritation du pneumo gastrique.

Nous cessons de voir M. L... et nous apprenons sa mort subite, sept mois plus tard.

Obs. XVI. — Anévrysme de l'aorte comprimant le récurrent gauche et ayant amené une paralysie complète de la corde vocale inférieure gauche.

Le nommé L..., âgé de 42 ans, plombier, est examiné le 3 août 1875, à la clinique de M. Fauvel.

Ce malade, grand et vigoureux, jouissant d'une bonne santé, a été pris d'un chaud et froid au mois de février dernier. Depuis cette époque, il tousse, mais n'a pas d'expectoration. Jamais il n'a craché de sang. Depuis trois mois, il ressent des battements de cœur violents, de plus sa voix est allée progressivement en s'altérant, et aujourd'hui elle complètement éteinte. La respiration de même que la voix s'est altérée progressivement. Elle a d'abord été simplement courte, et aujourd'hui, elle est très-difficile. Le malade ne peut ni courir, ni monter un escalier, ni remuer les bras pour faire un travail un peu rude.

A la percussion de la poitrine, la région du cœur donne une matité beaucoup plus étendue et beaucoup plus marquée qu'à l'état normal. De plus, cette région présente une voussure très-marquée.

A la palpation, le choc de la pointe paraît être normal, mais il se fait sentir dans le cinquième espace intercostale.

A l'auscultation, on entend à la base un double bruit de souffle très-marqué et très-rude.

Il est à noter que jamais le malade n'a eu de rhumatisme et qu'il n'a jamais présenté aucun signe d'affection cardiaque. Trois fois il a eu des pertes de connaissance, depuis deux mois, et il accuse de forts bourdonnements d'oreilles.

En examinant les deux pouls, on trouve le droit plein et fort, le gauche au contraire est imperceptible.

A l'examen laryngoscopique, nous trouvons la corde gauche complètement paralysée ; la paralysie semble porter sur le crico-aryténoidien latéral et sur l'ary-aryténoïdien. En effet, la corde est blanche, immobile sur la ligne médiane et plus courte que sa congénère, car l'aryténoïde semble avoir basculé en avant. Ce cartilage ne fait aucun mouvement; le reste du larynx est sain.

Ces différents symptômes nous font porter le diagnostic d'anévrysme de l'aorte comprimant le récurrent gauche.

Nous revoyons le malade les 6, 10, 13, 22, 30 août.

Depuis le jour où nous l'avons examiné pour la première fois, il est soumis à un traitement par l'iodure de potassium et la digitale.

La toux est moins fréquente et la respiration est un peu meilleure. La voix est toujours très-rauque. En un mot, il n'y a aucune amélioration du côté de l'organe vocal. Depuis cette époque nous n'avons plus eu de ses nouvelles.

Obs. XVII, par Poyet et Barety (1). — Adénopathie trachéo-bronchique tuberculeuse diagnostiquée pendant la vie ; lésions avancées des poumons perte de la voix ; intégrité complète du larynx ; adhérences complètes des pneumo-gastriques et des récurrents avec les masses ganglionnaires, dont quelques-unes compriment la trachée et les bronches.

Le 31 mars 1874, le nommé Keller, Charles, journalier, âgé de 19 ans, entre à l'Hôtel-Dieu dans le service de M. le Dr Oulmont. Il est malade depuis deux mois environ ; depuis ce temps il tousse et a maigri assez notablement.

A l'auscultation, on trouve une respiration un peu rude aux deux sommets et des râles sous-crépitants nombreux aux deux bases des poumons en arrière. Sentiment de courbature générale, fièvre assez prononcée, inappétence.

Le 17 avril, sous l'influence d'un traitement tonique et de vésicatoires à la base de la poitrine, amélioration marquée.

Le malade part à Vincennes.

Il entre de nouveau à l'hôpital le 15 mai. Il nous raconte alors que la veille, il a eu une attaque de dyspnée très-violente, pendant laquelle il est devenu bleuâtre.

Il accuse des sueurs nocturnes, de la fièvre revenant tous les soirs et des accès de toux très-pénibles. La voix n'a subi aucun changement.

A l'examen de la poitrine, nous la trouvons globuleuse comme celle d'un emphysémateux. Les creux sus et sous-claviculaires ont disparu.

A la percussion, on éprouve une résistance légère sous le doigt, du côté gauche et une sub-matité assez marquée.

Rien d'appréciable du côté droit.

(1) Observation publiée dans la thèse de M. Baréty. De l'adénopathie trachéo-bronchique. Paris, 1874.

A l'auscultation, inspiration rude, expiration prolongée.

Râles sous crépitants très-nombreux dans toute la hauteur du poumon gauche et à la base du poumon droit.

Pas d'expectoration.

Le ventre est légèrement ballonné, pas de diarrhée, appétit nul.

Rien d'appréciable au cœur.

Le diagnostic de phthisie aiguë est porté.

Pendant plusieurs jours l'état du malade parut s'améliorer bien que tous les symptômes décrits plus haut se fussent accentués. C'est alors que survinrent de nouvelles attaques de dyspnée qui, les premiers jours ne se renouvelèrent qu'à des intervalles assez éloignés.

Le ballonnement du ventre alla progressivement en augmentant, sans douleurs, du reste et on put constater une légère ascite. Pas d'albumine dans les urines.

Le 21 mai. — Les jambes commencèrent à enfler, la face devin pâle et bouffie et une diarrhée s'établit qui ne put être arrêtée. La dyspnée qui n'apparaissait que sous forme d'attaques, devint permanente.

Le 25. — *Le malade est pris d'une aphonie presque complète.*

La dyspnée était tellement intense que je n'osai pratiquer l'examen laryngoscopique. En présence de ce nouveau symptôme, survenu subitement, je pensai à la compression possible des récurrents par des tumeurs ganglionnaires. On pratiqua de nouveau la percussion, et on trouva alors une matité assez considérable en avant, limitée au manubrium sternal. En arrière, matité presque complète au niveau des premières vertèbres dorsales.

En ce point, à l'auscultation, expiration très-rude et très-prolongée. Sous l'influence de l'iodure de potassium prescrit au malade, il se produisit une légère amélioration.

La voix revint au bout de deux jours, mais elle n'avait plus le même timbre, elle était plus rauque

La dyspnée parut s'apaiser un peu, mais elle revint par accès ainsi que cela se passait dès le début de la maladie. Ces accès se rapprochèrent de plus en plus, tout en devenant plus intenses. Le malade ne pouvait plus demeurer dans son lit.

Le 3 juin, il mourut asphyxié pendant un de ces accès.

Autopsie, le 7 juin 1874.

Hypertrophie et caséification jaune pâle, rénitente des ganglions cervicaux (sous maxillaires, cervicaux latéraux, sus claviculaire s) intra thoraciques, intra-abdominaux ; légère hypertrophie avec induration des ganglions axillaires et inguinaux.

Cavité thoracique, Infiltration granuleuse des deux poumons, avec noyaux caséeux ; cavernules et légères indurations des sommets surtout du côté gauche.

Adhérences des deux plèvres, de chaque côté.

Adhérence du poumon avec le péricarde. Adhérence générale et absolue du péricarde à la paroi du cœur. Compression manifeste de la trachée à sa partie inférieure, mais surtout au niveau de son éperon, converti en dos de selle, et des grosses bronches, surtout de la gauche qui se trouve comme aplatie.

Adhérences avec épaississement et vascularisation sur tout leur parcours intra et extra-thoracique des nerfs pneumo gastrique et récurrents.

Intégrité absolue du larynx.

Légère rougeur de la muqueuse trachéo-bronchique.

Cavité abdominale. Les ganglions mésentériques forment le long de la colonne vertébrale une énorme masse qui comprime les vaisseaux.

Rate. Contenant de nombreux tubercules jaunes, puriformes.

Masse ganglionnaire de l'angle du maxillaire gauche du volume d'un petit œuf de poule.

Masse ganglionnaire sus-claviculaire de même volume. Masse ganglionnaire intertrachéo-bronchique du côté droit du volume d'un œuf de poule.

Masse ganglionnaire intertrachéo-bronchique de même dimension.

OBS. XVIII. — Adénopathie trachéo-bronchique comprimant le récurrent droit et ayant amené une paralysie complète de la corde vocale inférieure droite; déviation du larynx sur son axe; accidents de dyspnée; voix très-peu altérée.

Le 8 décembre 1876, Mme P... consulte le D^r Ch. Fauvel pour des accidents du côté de la respiration et pour une légère altération de la voix.

Cette dame, âgée de 52 ans, forte, bien constituée, n'ayant jamais eu aucune maladie grave, vit survenir il y a quatre ans sans aucune cause appréciable, une gêne toujours croissante de la respiration. Cette gêne s'accentuait lorsqu'elle montait un escalier, et en général toutes les fois qu'elle se livrait à un exercice un peu violent. Elle s'inquiéta bientôt de cet état, surtout lorsqu'elle commença à faire entendre un léger bruit de cornage.

Elle alla consulter M. le Dr Archambault qui l'adressa au Dr Isambert, qui reconnut l'existence d'une adénopathie trachéo-bronchique et en même temps, comme symptôme de cette affection, une parésie marquée de la corde vocale inférieure droite.

La malade suivit à cette époque un traitement ioduré qui paraît n'avoir donné aucun résultat, car ayant consulté de nouveau le Dr Isambert le 15 avril 1875, cet habile praticien constatait chez la malade l'état suivant : « Mme P... présente encore les mêmes phénomènes que l'an dernier : Anxiété respiratoire, cornage trachéal. La voix est conservée.

« L'examen laryngoscopique montre toujours une dilatation imparfaite de la corde vocale inférieure droite, imperfection surtout relative quand on la compare à l'action énergique de la corde vocale gauche, qui semble fonctionner de manière à suppléer à la dilatation défectueuse du côté droit. En somme, il n'y a pas de rétrécissement notable de la glotte pendant la respiration, et ce que nous observons à droite serait insuffisant pour expliquer le cornage. Mais de plus la direction des cordes vocales et de l'orifice glottique est tout entière modifiée d'une façon remarquable ; la trachée semble avoir subi une légère torsion sur son axe, de sorte que la fente glottique présente une direction oblique de droite à gauche et d'avant en arrière. Cette torsion indique une pression exercée du dehors sur le larynx et sur la trachée par quelque tumeur extérieure, et cette pression est la cause du cornage, car elle doit rétrécir le calibre de la trachée, en même temps qu'elle porte le larynx à gauche.

« Quel est l'agent de cette pression ?

« La tumeur fluctuante de la région antérieure du cou semble insuffisante pour l'exercer. Elle se déplace trop facilement elle-même pour exercer une action aussi forte sur la trachée. Sa présence nous indique que des tumeurs analogues doivent exister dans les ganglions profonds du cou, si ce n'est même dans ceux du médiastin antérieur. Un anévrysme ne comprimerait guère la trachée en ce sens et d'ailleurs l'auscultation n'en révèle pas l'existence.

« Le murmure vésiculaire de la poitrine est dominé partout par un ronflement qui se produit évidemment dans la trachée. Notre diagnostic est donc toujours adénopathie trachéo-bronchique, sans que les signes généraux présentés par la malade indiquent précisément à quelle diathèse il faut rattacher cette adénopathie. Cependant elle nous a mentionné quelques antécédents d'herpétisme.

« M. Isambert conseilla de continuer le traitement iodique et de plus les eaux de la Bourboule. »

Il revoit la malade le 5 juin 1874.

« L'examen du larynx de Mme P..., dit-il, donne toujours le même résultat : déplacement total du larynx et de la trachée vers la gauche ; torsion légère de la trachée sur son axe ; *pas de paralysie des cordes vocales*, par conséquent, pas de compression du récurrent, ce qui détruit l'hypothèse d'une lésion de l'artère aorte dont il n'y a d'ailleurs aucun signe appréciable. Pas de matité présternale ; pas de souffle anévrysmal, ni à la région antérieure, ni à la région postérieure, ni même dans l'aisselle gauche, où l'on perçoit quelquefois les anévrysmes commençants de l'aorte descendante, ceux qui paralysent le nerf récurrent gauche.

« En revanche, tous les symptômes sont ceux d'une adénopathie trachéo-bronchique (cornage, dyspnée, non aphonie, déplacement en totalité de la trachée, dyspnée augmentant par la compression du cou à gauche, tandis qu'on ne produit rien de pareil à droite ; présence d'une tumeur adipeuse au cou, etc.) »

M. Isambert maintient le traitement antérieur et revoit la malade le 18 juillet 1876.

« L'état de Mme P... est toujours le même, sans qu'il se soit aggravé. *La corde vocale droite reste absolument immobile* dans l'inspiration et l'expiration, ce qui est une augmentation du symptôme déjà noté il y a deux ans. Il n'y avait alors que parésie ou paralysie incomplète de cet organe. On peut en conclure que le nerf récurrent droit est plus que jamais comprimé dans une production ganglionnaire du médiastin. En revanche, la trachée est moins tordue sur son axe. La lumière de la glotte est redevenue à peu près antéro-postérieure, au lieu d'être oblique comme elle l'était l'an dernier.

Ceci montre que la compression exercée par la tuméfaction ganglionnaire près de la région cervicale a diminué. La matité le long de la colonne vertébrale en arrière, au niveau du scapulum, existe toujours, mais elle ne semble pas s'être étendue et le murmure vésiculaire est bon dans tout le reste du poumon.

« On peut conclure de tout cela que l'engorgement ganglionnaire du médiastin postérieur droit tend plutôt à se limiter et à se restreindre dans le thorax. »

Continuer les préparations iodées.

Lorsque nous voyons la malade, nous constatons que la voix est relativement bonne, il n'en est pas de même de la respiration. Quand la malade est assise et qu'elle ne fait aucun mouvement, la respiration est bruyante. Lorsqu'elle a fait un effort, elle fait entendre un bruit de cornage intense et son visage se cyanose.

A l'auscultation et à la percussion, nous constatons les signes décrits par M. Isambert. Au laryngoscope, nous constatons la paralysie complète de la corde, mais aucune déviation du larynx.

Mme B... n'ayant jamais été soumise au traitement par la teinture d'iode, nous le lui prescrivons suivant la méthode de M. Noel Gueneau de Mussy. Nous n'avons pas encore revu cette malade.

Obs. XIX. — Adénopathie trachéo-bronchique comprimant le récurrent gauche; paralysie de la corde gauche; autopsie (Observation communiquée par notre excellent collègue et ami M. Hirtz, interne des hôpitaux).

Le nommé C..., garçon de salle dans une imprimerie, entre à l'Hôtel-Dieu pour une paralysie symétrique des extenseurs.

Il présente le liseré gingival, se plaint de coliques anciennes et d'une constipation opiniâtre, tous signes d'une intoxication saturnine. Au bout d'une huitaine de jours, après l'emploi de phosphure de zinc à la dose de deux pilules de 0,004 milligrammes, les mouvements des doigts sont presque entièrement revenus. Dès le deuxième jour, du reste, l'amélioration était sensible.

Le facies bouffi, une certaine gêne dans la respiration avait éveillé l'attention de M. Gueneau de Mussy. L'examen des urines, trouvées normales, ne lui permit pas de s'arrêter à l'idée d'albuminurie.

Il rechercha alors soigneusement l'état du cœur et des poumons.

Le cœur ne présente rien de particulier.

A la percussion thoracique on constate : une tonalité très-élevée sous le manubrium sternal à droite.

A gauche, dans la région sterno-claviculaire, on trouve une matité complète, matité que l'on retrouve encore en arrière des deux côtés, dans la région inter-scapulaire.

A la base des deux poumons la sonorité est normale.

A l'auscultation, on entend un souffle trachéal manifeste à gauche. La respiration est plus obscure dans tout ce côté, en arrière et en bas.

M. Guéneau de Mussy porta le diagnostic d'adénopathie bronchique, affectant principalement les ganglions de la partie gauche du médiastin.

L'interrogation et l'examen, poussés dans ce sens, le malade nous apprend qu'il tousse par quinte depuis une quinzaine de jours, que depuis deux mois sa respiration est embarrassée et que la bouffissure de la face remonte à une huitaine de jours.

Pas de symptômes généraux, pas de crachats ; depuis deux jours seulement, apparition de sueurs nocturnes. L'embonpoint paraît exagéré.

Mais ce qui vint ratifier le diagnostic d'une façon éclatante ce fut l'examen du larynx et son fonctionnement.

La voix était enrouée, aphone par moments, et présentait de la façon la plus nette ce que M. Jaccoud appelle le timbre bitonal.

M. Gueneau de Mussy n'hésita pas à porter le diagnostic de paralysie de la corde vocale probable du côté gauche.

M. Krishaber examina le malade au laryngoscope et constata en effet que la corde vocale gauche restait immobile pendant la phonation.

Quelques jours après, on entendit au sommet droit des craquements, puis le sommet gauche se prit. Au bout de dix jours, une excavation s'était formée à droite. Le malade dépérissait à vue d'œil, sous l'influence d'une fièvre hectique, de sueurs nocturnes et d'hémoptysies répétées. Pendant ce temps, la face restait œdématiée.

Le malade mourut après trois semaines de séjour à l'hôpital.

Autopsie : granulations disséminées dans les deux poumons ; excavations à leurs sommets.

Dans le médiastin antérieur, on trouve des ganglions comprimant le confluent des veines jugulaires à droite. A gauche, un ganglion de la grosseur d'un œuf de pigeon entouré de tissu cellulaire enflammé ; le tout formant une gangue épaisse, comprimant le laryngé inférieur gauche à son émergence même du tronc du pneumo-gastrique.

Obs. XX. — Paralysie complète de la corde vocale inférieure gauche; enrouement, puis aphonie presque complète ; tumeur probablement ganglionnaire comprimant le récurrent gauche dans sa portion pectorale ; guérison.

Le 4 août 1872, M. B... âgé de 42 ans, conducteur des travaux du chemin de fer de l'Est, en résidence à Lure, consulta le Dr Ch. Fauvel.

Ce malade, grand et vigoureux, commença à être enroué vers le 6 avril 1872, à la suite d'un refroidissement. Bien que cet enrouement alla progressivement en augmentant, il le négligea tout d'abord. Bientôt il eut de la fièvre tous les soirs, il se fit alors traiter.

Emplâtre de thapsia. — Sulfate de quinine.

Les forces qui avaient diminué revinrent dès que les accès de fièvre eurent disparu ; les forces reparurent mais l'enrouement fit des progrès tels, qu'ayant repris son service un moment interrompu, il fut de nouveau forcé de l'abandonner ne pouvant plus se faire entendre des ouvriers. Le Dr Boisson lui fit alors des cautérisations au nitrate d'argent qui n'amenèrent pas de résultat.

Il consulta alors le Dr Michel de Strasbourg. A la suite du traitement suivi pendant un mois et demi, la voix revint un plus claire le matin, mais était inintelligible le soir.

Lorsque nous voyons le malade, la voix est presque complètement éteinte ; ce n'est qu'en faisant de grands efforts qu'il peut faire entendre des sons rauques. Depuis douze jours il perd un peu de ses forces et nous dit avoir un peu maigri depuis ce temps — Fièvre légère le soir — Dyspnée qui n'apparaît que lorsqu'il fait des efforts ou lorsqu'il marche vite ou monte un escalier.

Les digestions se font bien mais il a peu d'appétit.

Toux par quintes qui reviennent assez rarement.

A l'âge de 18 ans, M. B... a eu une fluxion de poitrine. — Depuis ce temps il n'a jamais craché de sang. A contracté la syphilis à l'âge de 22 ans, étant soldat, n'a jamais eu de manifestations.

Examen laryngoscopique. — Toute la muqueuse du larynx est saine, les cordes vocales inférieures sont blanches, la gauche, complètement paralysée reste immobile sur la ligne médiane, son bord libre, au lieu d'être rectiligne est légèrement incurvé.

Quelle est la cause de cette paralysie ?

Le professeur Michel de Strasbourg, qui a diagnostiqué la paralysie au laryngoscope, pense qu'il y a au niveau de l'articulation cricoaryténoïdienne gauche une tumeur blanche ou arthrite qui immobilise cette articulation.

Il conseilla donc d'insister sur les applications locales de teinture d'iode et sur l'iodure de potassium à l'intérieur.

Le malade examiné par le professeur Jaccoud, à Paris, nous ne pouvons faire mieux que de transcrire ici le résultat de l'examen que le professeur a bien voulu nous dicter.

Abaissement du cœur de deux espaces intercostaux.

A la pointe souffle au premier temps et frottement péricardique. A la base, dans le deuxième espace intercostal de chaque côté du sternum, souffle au premier et au deuxième temps qui a son maximum dans le deuxième espace du côté gauche du sternum.

Dans toute la moitié interne de la région sous-claviculaire gauche, matité complète avec absence du bruit respiratoire. Du même côté, en arrière, au niveau du point où la bronche gauche pénètre dans le poumon, diminution de la sonorité, souffle et bronchophonie.

Il y a donc certainement une tumeur dans la moitié gauche de la poitrine. Cette tumeur est-elle anévrysmatique ou solide ? J'incline vers la deuxième opinion pour les raisons suivantes : Si l'on rapproche le fait de la matité sous-claviculaire des signes perçus en arrière, il faudrait admettre, dans l'hypothèse d'un anévrysme, une tumeur vraiment énorme.

Or, il n'y a nulle part de battements à l'œil, pas de pulsations à la main, et les deux pouls radiaux sont tout à fait semblables. D'un autre côté, depuis quinze jours, le malade a sensiblement maigri.

Pour ces raisons, je conclus à l'existence d'une tumeur solide, probablement un lymphosarcôme, dont les seuls signes de compression, jusqu'ici, sont la paralysie du récurrent gauche et le resserrement de la bronche gauche.

Pour M. le professeur G. Sée qui examina aussi le malade, la tumeur était anévrysmatique.

M. Fauvel en se rendant à l'opinion du professeur Jaccoud émet la possibilité de ganglions bronchiques.

Quoi qu'il en soit, le malade fut mis à l'iodure de potassium à haute dose, à l'huile de foie de morue et à l'eau de la Bourboule.

Au mois de septembre la tumeur avait considérablement diminué et la voix était en partie revenue.

Bien que la paralysie de la corde n'eût pas complètement disparu, on la voyait parfaitement s'écarter pendant les mouvements d'inspiration.

Le 22 septembre, M. le professeur Sée constatait ces résultats et écrivait : *Curatio naturam morberum ostendit;* la tumeur, probablement ganglionnaire, a diminué, c'est certain, et c'est ce qui explique et le retour de la voix et la disparition du cornage.

Le 18 avril 1873. L'amélioration s'est toujours continuée, la voix est complètement revenue et le malade à repris ses travaux.

Obs. XXI. — Paralysie complète de la corde vocale inferieure droite par compression du récurrent droit par une tumeur du corps thyroïde; aphonie complète.

M. B... 70 ans, régisseur à Thorigny, est assez fort de tempérament. Il est grand, maigre et a le teint un peu cachectique. Il n'a, nous dit-il, jamais pris que fort irrégulièrement soin de sa santé.

La profession d'instituteur qu'il a exercée pendant vingt ans et la nécessité de chanter à l'église lui étaient contraires, au point qu'on lui fit suivre un traitement tendant à prévenir une phthisie pulmonaire ?

Il a fait deux fortes maladies qui paraissent avoir été des bronchites intenses. A la suite de ces deux bronchites, il cracha à plusieurs reprises du sang clair rutilant, presque toujours le matin et à la suite de violentes quintes de toux.

Pendant le cours de ces deux maladies, outre le traitement interne qu'on lui fit suivre et sur lequel il ne peut nous donner de renseignements, on lui tira du sang à plusieurs reprises soit par des sangsues, soit par des saignées.

De ces deux bronchites, il lui est resté un catarrhe qui réapparaît à chaque rhume.

Au début de l'affection laryngée actuelle, il y a quatre mois, une application de 12 sangsues à la gorge et plusieurs gargarismes, des fumigations, des cigarettes de camphre, des cautérisations, (tout cela fait très-irrégulièrement), restèrent sans résultat.

Affaiblissement marqué de tout l'organisme, prostration des forces, incontinence d'urine. — Vertiges, étourdissements très-désagréables (le malade insiste sur ces symptômes). Il lui semble qu'il a une irritation de tout le larynx ; la bouche est sèche sans salive.

Etat actuel. — Il y a quatre. mois, la voix se perdit subitement. Le malade pouvait cependant se faire encore entendre.

Avant ce moment, M. B... n'avait jamais eu aucune extinction de voix. Aujourd'hui, voix de chuchotement.

Dès le début la respiration ne fut aucunement gênée. Actuellement, elle est encore normale. Aucune souffrance si ce n'est une pesanteur ressentie au niveau de la fourchette du sternum.

Examen laryngoscopique. — Cet examen révèle une paralysie complète de la corde vocale inférieure droite dont le bord libre reste immobile sur la ligne médiane pendant les efforts d'inspiration, tandis que sa congénère qui paraît avoir acquis des mouvements plus étendus qu'à l'état normal (probablement pour suppléer à l'insuffisance de la corde droite) la corde gauche, dis-je, s'écarte à un tel point, qu'elle disparaît complètement au-dessous de la corde vocale supérieure gauche.

En même temps qu'elle ne fonctionne pas, la corde droite paraît plus courte que la gauche, surtout pendant l'inspiration. De plus, elle est rosée dans toute sa longueur.

Tout le reste du larynx est parfaitement sain, sauf une légère rougeur de toute la muqueuse.

A l'auscultation du poumon, je trouve que l'air pénètre manifestement moins bien dans le sommet droit que dans le sommet gauche. Il faut faire faire au malade de grandes inspirations pour parvenir à entendre le murmure respiratoire en ce point. Légère matité à ce niveau.

A l'auscultation de la trachée, souffle un peu rude.

Le cœur bat lentement et n'offre aucun bruit anormal.

Les deux pouls battent parfaitement ensemble.

A l'inspection du cou, on trouve sur le côté droit une tumeur assez volumineuse (un gros œuf de poule) ayant, chose extraordinaire, passé inaperçu et du médecin et du malade. Cette tumeur arrondie, se présentant sans changement de couleur à la peau, sans adhérence aux parties sous-jacentes est située en avant du bord antérieur du sterno-mastoïdien. Cependant une partie de cette tumeur paraît passer au dessous du muscle et se prolonger assez loin.

Son sommet atteint à peu près le bord supérieur du cartilage thyroïde sur la ligne médiane et ne déborde pas cette ligne. En bas, elle semble s'enfoncer au-dessous du sternum. A ce niveau, elle s'aplatit.

A la palpation, elle donne une sensation élastique, sans grande résistance, on a presque une sensation de fluctuation. Elle ne paraît pas multilobée et semble être un kyste du corps thyroïde.

La tumeur n'adhère pas à la trachée ; pendant les mouvements de déglutition, elle ne subit qu'un très-léger déplacement et n'accompagne pas le tube aérien.

Cette tumeur comprime manifestement le récurrent droit et est cause de la paralysie de la corde vocale inférieure correspondante. Sauf les vertiges et les étourdissements accusés comme symptômes par le malade, on ne trouve aucun autre phénomène de compression. Pas de stase veineuse dans les vaisseaux du cou, pas d'inflammation de la muqueuse laryngienne.

Le 13 janvier le malade est examiné par M. Voillemier qui confirme toutes les particularités que je viens de décrire, il ne s'agit que de s'entendre sur la nature de la tumeur que le chirurgien dit être de nature carcinomateuse. Il s'appuie pour formuler son dire sur les caractères mêmes de la tumeur, sur l'âge du malade, et sur les phénomènes physiques généraux concomitants, maigreur, teinte jaunâtre sans être jaune-paille. Le malade dit cependant n'avoir jamais été plus gras et avoir toujours eu la même teinte de peau.

Bien que le malade, d'autre part, nie complètement toute infection syphilitique, M. Fauvel l'a soumis depuis quatre jours au traitement suivant : huile de foie de morue, proto-iodure d'hydrargyre (une pilule de 0,05 centigr. matin et soir), iodure de potassium 10 gr., sirop de cuisinier 300 (une cuillerée matin et soir).

Eau d'Orezza aux repas,

Il y a déjà quatre jours que le malade suit ce traitement lorsqu'il est vu par M. Voillemier et déjà la tumeur semble avoir un peu diminué.

Sans préjuger de la nature de la tumeur (syphilitique ou kystique) il est d'avis d'instituer un traitemunt mixte.

Parler le moins possible; huile de foie de morue; liqueur de Fowler; iodure de potassium ; révulsifs sur le haut du thorax; régime tonique.

Le malade devant repartir immédiatement chez lui doit nous tenir au courant de l'effet de ce traitement.

Nous apprenons sa mort trois mois plus tard survenue dans le courant d'une pneumonie.

Obs. XXII. — Paralysie de la corde vocale inférieure gauche par compression du récurrent gauche par une tumeur carcinomateuse? de l'entrée de l'œsophage qui rétrécit ce conduit; dysphonie; gêne de la respiration.

Le nommé Bl.,. Théodore, âgé de 46 ans, cuisinier à Paris, consulte le Dr Fauvel, le 17 janvier 1873.

Le malade est atteint d'une dyspnée très-intense qui tout d'abord ne nous semble pas siéger dans le larynx, car sa voix quoique éraillée est relativement bonne. Cependant sur la remarque que nous lui en faisons, il nous dit que, il y a trois semaines, elle s'est éteinte subitement pendant plusieurs jours, mais que depuis ce temps elle est revenue peu à peu.

Au mois d'août dernier, nous dit-il, il commença à ressentir des picotements dans le gosier. Un mois plus tard il s'aperçut qu'il avait de la difficulté à avaler. Au début ce fut une simple gêne, mais petit à petit, elle alla en augmentant, surtout depuis trois mois, il prétend avoir maigri de 70 livres depuis le mois de septembre. D'ailleurs il est dans un grand état de maigreur, il a une légère teinte subictérique, en un mot, il présente les caractères d'une cachexie déjà avancée.

Il nous dit n'avoir jamais été malade. En 1850 ou 1851 il avoue avoir eu un chancre, et il n'aurait eu que du psoriasis palmaire comme manifestation secondaire de l'affection.

État actuel. — Voix mauvaise mais pouvant se faire entendre à distance. Respiration très-gênée et attaques de suffocations pendant la nuit seulement depuis trois jours.

M. B... attribue ces symptômes à une sensation très-vive de sécheresse de la bouche, bien qu'il ait une salivation abondante, car il ne peut avaler cette salive.

Déglutition très-difficile, ne se faisant que très-lentement et avec rejet par les narines. Une fois les aliments déglutis, le malade les digère parfaitement.

Par moments et irrégulièrement soit de jour, soit de nuit, quintes de toux violentes.

Presque rien à noter à la poitrine, soit à la percussion, soit à l'auscultation. Cependant du côté droit du cou, immédiatement au-dessus de la clavicule, on obtient un peu de submatité, et la respiration à ce niveau paraît être un peu diminuée.

Rien au cœur.

Au laryngoscope. — La corde vocale gauche est presque complètement immobile sur la ligne médiane. Il se passe encore quelques mouvements dans le cartilage aryténoïde correspondant.

Pendant les efforts de phonation les deux lèvres glottiques se touchent en avant et en arrière, au milieu, il reste un espace béant dû à la concavité de la corde malade.

Le reste de l'organe est sain.

Nous ne voyons rien du côté de l'œsophage.

Le médecin du malade, qui l'a sondé a porté le diagnostic de rétrécissement de l'œsophage, sans en préciser la nature.

Nous le sondons à notre tour, nous ne pouvons faire pénétrer qu'une boule de la grosseur d'un noyau d'olive.

La sonde est repoussée à gauche et en avant dès son entrée dans le tube œsophagien. Nous ne trouvons pas d'autre obstacle sur tout le trajet du tube.

La manœuvre est douloureuse pour le malade qui à la suite rend quelques filets de sang.

Nous portons donc le diagnostic de cancer de l'œsophage comprimant le récurrent, et probablement le pneumogastrique et la trachée, nous basant sur l'état général du malade, sur la marche de l'affection, sur la paralysie laryngée, sur les quintes de toux et la gêne de la respiration.

Nous engageons vivement le malade à entrer dans un service hospitalier où l'on pourra le nourrir à l'aide de la sonde œsophagienne et nous lui prescrivons simplement de l'iodure de potassium. Nous n'avons pu malheureusement le revoir,

Obs. XXIII. — Paralysie complète de la corde vocale inférieure gauche
par section du récurrent? Voix très-mauvaise.

Mlle R..., âgée de 20 ans, feuillagiste, demeurant à Paris, vient
consulter au dispensaire de M. Ch. Fauvel le 16 mars 1874, pour
une aphonie ou mieux une dysphonie qui date de sept ans et
demi.

Cette femme a un enfant de 7 mois qui se porte très-bien.
Jamais elle n'a eu de fausses couches ; elle est très-bien réglée
depuis l'âge de 15 ans, et depuis ses couches ses règles se sont
bien rétablies. Pas de flueurs blanches. Aucun antécédent hystérique. Pas de sensation de boule ; pas de pertes de connaissance ;
pas d'attaques de nerfs.

Il y a sept ans et demi, en mangeant un morceau de pain, il se
trouva dedans, à ce qu'elle croit, un fragment de bois, une épingle
ou une aiguille qu'elle avala. Au moment même de la déglutition,
elle sentit quelque chose qui la piqua très-fortement du côté
gauche. Elle conserva cette sensation douloureuse très-vive pendant quatre jours environ. On lui prescrivit des gargarismes et des
vomitifs sans que la douleur fût le moindrement atténuée. La douleur disparut spontanément et complétement le cinquième jour. La
malade ne se préoccupa plus de cet accident, lorsqu'au bout de
trois mois elle s'aperçut que son cou gonflait beaucoup du côté
gauche. En même temps que la peau devenait tendue, rouge, lui-
sante, elle ressentait des battements dans la tumeur qui se cir-
conscrivit bientôt en prenant, nous dit-elle, les dimensions d'une
grosse noix.

Elle était située en avant du bord du sterno-mastoïdien, le long
de la trachée, un peu plus bas que le cricoïde.

La voix était très-bonne. On lui prescrivit des cataplasmes.

Son médecin incise l'abcès et, au dire de la malade, enfonce le
bistouri jusqu'à la moitié de sa longueur.

*La malade poussa un cri au moment de la ponction, mais la voix
se coupa instantanément et elle ne put continuer ce cri.* Elle ne peut
nous dire si avec le pus qui sortit on retira un corps étranger
quelconque.

Quoi qu'il en soit, à partir de ce moment la malade ne put se
faire entendre à une distance de 3 mètres environ, et aujourd'hui

il est presque impossible de l'entendre parler ou appeler d'une pièce dans une autre, et cependant, nous dit-elle, sa voix tend à devenir un peu plus forte depuis un an.

A l'examen du cou, nous trouvons une cicatrice blanche très-enfoncée au point où siégeait la tumeur. Cette cicatrice semble adhérer aux parties profondes.

Au laryngoscope, dont l'application est très-facilement supportée, nous trouvons une paralysie complète de la corde vocale inférieure gauche, qui est blanche, et paraît être un peu plus courte que sa congénère. Son bord libre est légèrement excavé, au lieu d'être rectiligne; enfin, au lieu d'être situé sur la ligne médiane, il est dans la position intermédiaire à la phonation et à la respiration.

La corde vocale droite, dans les efforts de phonation, dépasse la ligne médiane et tend à rejoindre par son bord libre le bord de la corde paralysée. La jonction se fait presque en avant et en arrière, mais sur la moitié de la longueur elle ne se fait pas, ce qui explique l'aphonie presque complète.

L'aryténoïde gauche est absolument immobile mais sain. En cherchant la cause de cette paralysie, nous ne trouvons absolument rien.

Pas de syphilis antérieure ; pas de trace d'intoxication saturnine ou autre.

Les battements cardiaques sont absolument normaux, ainsi que les bruits. Il n'y a pas de souffle ; pas d'hypertrophie de l'organe ; pas de palpitations.

Les poumons sont absoluments sains ; la sonorité est normale dans toute l'étendue de la poitrine.

Il n'y a au cou absolument aucune trace de tumeur ; le corps thyroïde n'est pas volumineux.

Rien à l'œsophage. D'ailleurs, la malade n'est pas à l'âge où se font les dégénérescences carcinomateuses de cet organe.

La santé de Mlle R... est, en un mot, parfaite. Cependant, elle tousse quelquefois en hiver, et elle accuse un peu de gêne de la respiration qui lui survient lorsqu'elle fait de grands efforts. Elle n'a jamais craché de sang et nous venons de dire que nous trouvons la poitrine complétement saine.

A l'auscultation de la trachée, nous trouvons un bruit de drapeau assez fort, qui se produit lorsque la malade respire d'une façon

précipitée. En y portant attention, on entend ce bruit sans sté-
thoscope. Nous l'attribuons à la flaxité de la corde paralysée, de
même que nous attribuons la légère dyspnée accusée à la diminution de l'ouverture glottique.

En rapprochant de cette absence de toute affection pouvant
produire la paralysie de la corde vocale gauche, le fait de la
perte subite et totale de la voix au moment où le bistouri était
enfoncé dans l'abcès, nous sommes tentés d'attribuer cette paralysie à la section du récurrent.

Malgré la profondeur et la situation même du nerf par rapport aux organes environnants, n'est-il pas possible qu'il ait été
repoussé au dehors par l'abcès même se développant dans le tissu
cellulaire périphérique, ce qui aurait facilité sa section, n'est-il
pas possible qu'il ait été sectionné à sa place même, sans aucune
lésion de l'œsophage et des vaisseaux ?

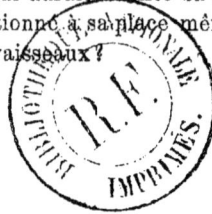

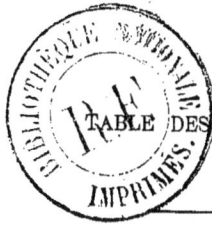

TABLE DES MATIÈRES

A. Parent, imprimeur de la Faculté de Médecine, rue Mr-le-Prince, 31.

www.ingramcontent.com/pod-product-compliance
Lightning Source LLC
Chambersburg PA
CBHW071242200326
41521CB00009B/1596